上海市老年教育普及教材

上海市学习型社会建设与终身教育促进委员会办公室

补虚扶弱有“膏”招

中医膏方与老年健康

（第二版）

科学出版社
北京

本书编写组

编　　著：周时高

丛书策划

朱岳桢　杜道灿

前　言

根据上海市老年教育“十二五规划”提出的实施“个、十、百、千、万”发展计划中“编写100本老年教育教材，丰富老年学习资源，建设一批适合老年学习者需求的教材和课程”的要求，在上海市学习型社会建设与终身教育促进委员会办公室、上海市老年教育工作小组办公室和上海市教委终身教育处的指导下，由上海市老年教育教材研发中心会同有关老年教育单位和专家共同研发的“上海市老年教育普及教材”，共100本正式出版了。

此次出版“上海市老年教育普及教材”的宗旨是编写一批能体现上海水平的、具有一定规范性、示范性的老年教材；建设一批可供老年学校选用的教学资源；完成一批满足老年人不同层次需求的、适合老年人学习的、为老年人服务的快乐学习读本。

“上海市老年教育普及教材”的定位主要是面向街（镇）及以下老年学校，适当兼顾市、区老年大学的教学需求，力求普及与提高相结合，以普及为主；通用性与专门化相兼顾，以通用性为主。编写市级普及教材主要用于改善街镇、居村委老年学校缺少适宜教材的实际状况。

“上海市老年教育普及教材”在内容和体例上尽力根据老年人学习的特点进行编排，在知识内容融炼的前提下，强调基础、实用、前沿；语言简明扼要、通俗易懂，使老年学员看得懂、学得会、用得上。教材分为三个大类：做身心健康的老年人；做幸福和谐的老年人；做时尚能干的老年人。每个大类包涵若干教材系列，如“老年人万一系列”、“中医养生系列”、“孙辈亲子系列”、“老年人心灵手巧系列”、“老年人玩转信息技术系列”等。

“上海市老年教育普及教材”在表现形式上，充分利用现代信息技术和多媒体教学手段，倡导多元化教与学的方式，创新“纸质书、电子书、计算机网上课堂和无线终端移动课堂”四位一体的老年教育资源。在已经开通的“上海老年教育”App上，老年人可以免费下载所有教材的电子版，免费浏览所有多媒体课件；上海老年教育官方微信公众号“指尖上的老年学习”也已正式运营，并将在2015年年底推出“老年微学课堂”，届时我们的老年朋友可以在微信上“看书”、“听书”、“学课件”。

“上海市老年教育普及教材”编写工作还处于起步阶段，希望各级老年学校、老年学员和广大读者提出宝贵意见。

上海市老年教育普及教材编写委员会

2015年6月

目 录

Mulu

第一章　膏方基础知识

知识点汇总 001
膏方的历史沿革 002
膏方的种类与组成 005
膏方的制作 010
膏方的包装与保存 012
膏方的服用及注意事项 012
互动学习 014
拓展学习 016

第二章　中医膏方与老年健康的关系

知识点汇总 020
老年人与老年病证 021
中医膏方对老年人健康养生的作用 028
互动学习 040

拓展学习 041

第三章　老年人膏方组方及治疗

知识点汇总 044
老年人膏方组方的原则 045
老年人膏方组方应注意的事项 047
老年人常见病证的膏方治疗 050
近代中医名家老年病膏方举隅 060
互动学习 064
拓展学习 065

第一章 膏方基础知识

日常生活中，您应该听说过膏方吧？膏方，是中医常用八大剂型之一，是中医独特的调补方式。

在本章中，我们将会向您介绍膏方的基础知识，如膏方的历史沿革、种类与组成、制作、包装与保存、服用及注意事项等，让您初步了解膏方最基础的相关知识。

知识点汇总

➤ **知识点一：什么是膏方？**

膏方，又名“膏剂”、“煎膏”、“膏滋”，是中医常用八大剂型丸、散、膏、丹、酒、露、汤、锭之一。

➤ **知识点二：膏方由什么组成？**

膏方主要由五部分组成：中药饮片、细料药、胶类、糖类及辅料。

➤ **知识点三：怎么制作膏方呢？**

膏方的制作很复杂，现在大多由中药店或中药厂代为加工，主要步骤包括：浸泡、煎药、浓缩、收膏和盛装。

➢ 知识点四：制作好膏方后，不用怎么贮藏呢？

膏方贮藏保存时，应选择干燥、避光、空气流通的地方，现在一般是放入冰箱、冷藏室，低温贮藏保存。

➢ 知识点五：膏方的服用有什么讲究？

膏方服用的时间、方法都有一定讲究，不同种类膏方服用要求不尽相同。为了使膏方的药效得到充分发挥，我们在饮食起居上要尽量配合，要关注如服用膏方前用“开路方”治疗、服用膏方时期需忌口、不适宜服用膏方的人群等问题。

膏方的历史沿革

膏方，又名“膏剂”、“煎膏”、“膏滋”，是中医常用八大剂型丸、散、膏、丹、酒、露、汤、锭之一。定制内服膏方（本书简称“膏方”）是医生在中医治法理论“虚则补之”总原则指导下，根据患者的体质类型、疾病性质，按照君、臣、佐、使的处方原则选药组方，经2~3次煎煮，滤汁榨渣，加热浓缩成清膏，再加入某些辅料，如胶、糖、蜜等收膏而制成的一种比较稠厚的半流质或半固体的制剂，关于“膏”的记载，最早见于《黄帝内经》，是传统医学的精华。膏方药性温和、作用持久，具有救偏却病、补虚固本、增强体质、延年益寿的功效，在慢性虚损性疾病的调治、体质纠偏及亚健康状态的调理中发挥着越来越重要的作用。同时由于现代人健康卫生领域的前移，膏方的很多优点特别是治未病方面的独特优势，使其成为现代人健康养生的重要选择，也是中医药“治未病”的适宜选择方法之一。

俗话说：“冬令进补，来年打虎”，由于膏方是中医独特的调补方式，因此冬令膏方成为传统中医用于冬季调理的一种重要方法。通常情况下，医生通过望、闻、问、切，根据患者的体质因素、疾病性质，按照“君臣佐使”原则，辨证与辨病相结合，针对不同患者定制出不同的方子。随着膏方组方、加工、储存技术及条件的日益成熟与完善，目前膏方已不仅限于冬令进补，而且已成功成为人们一年四季的健康养护与治疗方法，治疗范围囊括了内、外、妇、儿等临床各科，凡患有一种或多种慢性疾病须长期服药者，或年老体弱而要求防病抗衰老者，或需夏病冬治、冬病夏治者，均可服用膏方。正因为膏方不仅可以补养身体，同时还可祛病延年，因此现在越来越受到人们的青睐。

➤ 膏方的起源与形成

膏，一般是指含有动物类脂肪的药物。膏剂起源于药物熬制，早在我国西汉时期就有记载。《神农本草经》上说："药性有宜丸者，宜散者，宜水煮者，宜酒渍者，宜膏煎者。"但将枣肉等捣烂如腻膏之类亦称为膏。《神农本草经》还首次记载了阿胶（驴皮胶）、白胶（鹿角胶）这两种胶的制作方法。书中熬煮制胶的方法为后世的膏剂制作奠定了基础。

膏剂在我国现存最早的中医理论专著《黄帝内经　灵枢》中就有"豕膏"、"马膏"等类似于膏滋药物的记载，主要用来治疗外科、伤科的疾病。到了汉代张仲景的《金匮要略》中记载了以"某某煎"命名的方剂，这些方剂在加工方法上已与现代的膏方相似，如《腹满寒疝宿食病脉证治第十》中的乌头煎、《黄疸病脉证并治第十五》的猪膏发煎，其制法已类似现代一般制膏滋方的方法。只是早期膏方其作用大多以祛邪治病为主，并不十分强调其补益的功效，所以与现代意义上的膏方还有一定差距。

最早的补益膏方当数南北朝时期陈延之《小品方》中的地黄煎，它以一味生地黄煎制而成。此外唐代孙思邈《千金翼方》记载："生地黄50斤，捣之，以水3升，搅取汁澄去渣，微火上煎减半，即纳好白蜜5升，枣脂1升，搅令相得即止，每服鸡子大1枚，日三服，令人肥白美色。"这可算是最早的美容专用膏方了。之后在唐、宋、元各时期具有代表性的方书里也收载了不少具有滋补强壮、延年益寿作用的膏滋剂。

➢ 膏方的成熟时期

至明清时期，膏方无论在数量上还是质量上都有很大的发展，比较有名的膏方制剂有玄极膏、补真膏、两仪膏等。应用范围也有扩大，从单纯的补剂至补泻兼施的综合调理，如理脾调中化湿膏、清热养肝和络膏等。明代龚廷贤《寿世保元》里收集了多副抗衰老膏方，如“茯苓膏”、“银杏膏”等。明末食疗养生家洪基在《摄生总要》中撰辑了诸如“龟鹿二仙膏”等著名的抗衰老膏方，至今仍在临床上得到广泛使用。

在有名的膏方制剂中还有被人们熟知的宫廷御用膏方，如益寿膏、补益资生丸、菊花延龄膏、百龄丸、松龄太平春酒、人参蕾、茯苓膏、琼玉膏（《清太医院配方》、《慈禧光绪医方选议》）等；还有众多效验医方，如养阴调中化饮膏、调中清热化湿膏等。在此时期，药店也开始生产与供应驴皮胶、虎骨胶、龟板胶、鹿角胶、琼玉膏等。这一切都标志着膏方发展至明清时期已进入成熟阶段。

➢ 膏方的盛行

近年来，民众随着生活水平的提高和对健康的追求，滋补力强、服用方便的膏方很受欢迎。而且膏滋药又是为每位患者量身定做的“小灶菜”，不仅可以补养身体，又可以祛病延年，所以特别受到人们的青睐。目前膏方广泛应用于内、外、妇、儿等临床各科，不少慢性疾病须长期服药者，或年老体弱而要求防病抗衰老者，或需夏病冬治者，一到冬日都会要求医生为其开具“量身定做”的膏方，可以说，服用膏方现在已成为习俗。许多人确实也在服用膏方后尝到了甜头：病痛缓解，睡眠改善，精力充沛，腿脚利落，不再感冒。现代膏方作为冬令进补的主要手段，已经成为家喻户晓的话题。膏滋药的发展可谓盛况空前。膏方的盛行主要表现在膏方数量的大幅度增加，目前全国每年服用膏方的人数几乎呈几何级数增长，接受膏方的地域也越来越宽；甚至一些海外的华人和一些外国友人也会在冬令时节不远万里来到中国，为自己或家人求得一副膏滋药。此外全国及地方性的各类膏方学术研讨会、培训班也如雨后春笋般兴起。宣传普及膏方的专著、小册子也日渐增多。

膏方的种类与组成

膏方的种类

膏方分为内服和外用两种，通常讲的膏方主要是指内服膏方。内服膏方分为成方膏滋药和临方膏滋药两类。

成方膏滋药，是选用一些疗效确切的膏方方剂，由药厂成批生产加工成膏滋，作为中成药商品在药店销售。这些膏方的组成内容比较简单，制成膏滋药后，提供大家对证选用，如益母草膏、二仙膏等。

临方膏滋药，是指医生针对患者身体状况进行辨证处方，做到一人一方，由药店或医院药房定制加工制成膏滋，每一剂膏方只适合该方患者本人服用。因此临方膏滋又称"内服定制膏方"。

膏方又分为素膏和荤膏两种。主要是根据加工时所用辅料的不同来区分。素膏是指用砂糖或蜂蜜所收的膏剂；荤膏则是指在素膏中再加入阿胶或龟板胶等动物胶而制成的膏剂。

膏方的组成

膏方主要由五部分组成：中药饮片、细料药、胶类、糖类及辅料。

中药饮片

中药饮片是膏方的主体部分，是医生通过望、闻、问、切等详细辨证分析后，根据患者体质与病情的需要，给出处方中的药物部分。

细料药

细料药是指一些参茸类和其他贵重药物的统称，又称细贵药材，是处方中体现膏方补益虚损功效的重要组成部分。细料药的品种来源主要有以下几个方面：

- 人参类：生晒参、西洋参、红参、高丽参等。
- 贵重的动物类药：羚羊角粉、鹿茸片、海马、海龙、紫河车粉、坎炁、蛤蚧粉、珍珠粉等。
- 贵重的矿物类药：飞琥珀(琥珀细粉，是古代松科松属植物埋藏地下经年久转化而成或从煤中选出的化石状物质，归属矿物类药)等。
- 贵重的植物药：西红花、川贝粉、三七粉、铁皮枫斗等。
- 贵重的菌藻类药：冬虫夏草、灵芝、灵芝孢子粉等。
- 药食两用的补益药：黑芝麻、核桃仁、枣泥、龙眼肉等。

在加工时，大部分细料药可以在收膏时直接加入。一些需要煎煮的细料药也不能与一般饮片入汤共煎，否则其有效成分极易被数量众多的饮片药渣吸去，有损其补益功效，可采用另炖、另煎、烊冲、兑入等方式进行单独处理，如普通红参、生晒参、枫斗等，可单独用小锅煎煮；量较小或有效成分遇热易破坏的药材，如野山参、西洋参、别直参、紫河车、三七、西红花、蛤蚧、冬虫夏草等，可打成细粉混入滋膏中。

胶类

膏方中多用糖和胶类以令膏体成形，通常选用的胶类是阿胶、龟板胶、鳖甲胶、鹿角胶、黄明胶等。

阿胶

阿胶为马科动物驴的皮去毛后熬制成的黑色胶块。又名驴皮胶、陈阿胶。主产于山东、河南、江苏等地，以山东省东阿县的产品最著名。《神农本草经》记载，山东东阿县的驴皮胶以阿井之水煎熬而成，故称阿胶。

阿胶主要成分为胶原蛋白，水解后变为多种氨基酸，如色氨酸、赖氨酸、脯氨酸、谷氨酸、精氨酸等20多种，以及纤维粘连蛋白。阿胶主要含胶原蛋白、氨基酸，氨基多糖类之透明质酸、硫酸皮肤素，以及铁、铜、钴、镍、锌、锡、钙、硫等20多种微量元素。

阿胶，味甘，性平。功效为补血、止血，滋阴润燥。主治血虚萎黄、眩晕、心悸、肺痨咯血、吐血、鼻衄、尿血、便血、崩漏、胎漏。

临床常用于治疗贫血，包括出血性贫血、增生不良性贫血、再生不良性贫血；化疗、放疗和不明原因的白细胞减少症、血小板减少症；月经过多和先兆流产等。

阿胶也用于治疗各种出血症，如肺支气管咯血、消化道出血、血尿、眼球出血、功能失调性子宫出血等，慢性溃疡性结肠炎和慢性痢疾，大便脓血。

黄明胶

黄明胶为牛科动物黄牛皮煎熬制成之胶，又名牛皮胶、水胶。

黄牛皮在水中长时间煎熬，皮中之胶原变化而成黄明胶。胶原中含蛋白质、20多种氨基酸等。其中以甘氨酸、丙氨酸最多，含半胱氨酸，不含胱氨酸为其特点。胶原不溶于水，但明胶能溶于水。

黄明胶中含少量钙，可能是制胶时石灰脱脂时掺入的。

黄明胶，味甘，性平。功效为滋阴益精，止血消肿。主治肾虚滑精、吐血、衄血、崩漏下血、尿血、胎动出血、风湿疼痛等病证。

临床上常用于治疗咳嗽咯血、退行性骨关节疼痛、身体虚弱，遗精滑精等症。

鹿角胶

鹿角胶为鹿角煎熬浓缩而成的胶状物。

鹿角胶味甘，性温。功效为补肾壮阳，填精生血，托疮生肌。主治咯血、尿血、崩漏、腰痛羸瘦、疮疡肿毒等症。

临床常用于治疗虚损，如男子虚劳精衰、腰膝酸软、眩晕耳鸣、阳痿；妇女闭经、崩漏不止；大病后、手术后、大出血后身体虚弱；老年体弱畏冷多病，容易感冒、感染；血液病，如再生不良性贫血、白细胞减少症、血小板减少症等；低血压症和自主神经功能紊乱症，长期血压低，头晕头痛，倦怠，失眠恶心；冠心病，房室传导阻滞和慢性心衰；男女性功能减退等症。

鳖甲胶

鳖甲胶为鳖甲煎熬浓缩而成的胶状物。

鳖甲主要含胶质以及多种无机元素等成分。

鳖甲胶味咸，性平。功效为滋阴潜阳，软坚散结。主治肾阴不足、潮热盗汗、阴虚阳亢、升火头晕、热病伤阴、阴虚风动、疟母、痞块、胸胁作痛、癥瘕积聚和月经不通等。

临床常用于治疗慢性感染、结核病、肿瘤等疾病引起的低热；慢性肝炎、早期肝硬化、肝脾肿大；妇科子宫肌瘤、卵巢囊肿、子宫内膜异位症、盆腔炎包块等；肿瘤手术后放疗后扶正抗癌等。

龟甲胶

龟甲胶为由龟甲壳煎熬而成的固状胶块，又名龟板胶。

龟板主要含由蛋白质、氨基酸所组成的胶质以及微量元素等成分。

龟甲胶味咸、甘，性平。功效为滋阴潜阳，补肾填精，壮筋补骨。

主治肾阴亏损，骨蒸潮热，盗汗；热病伤阴，阴虚风动；腰腿酸软，筋骨痿弱；小儿囟门不合以及崩漏等病证。

临床常用于治疗老人和儿童身体虚弱、精神不振、腰腿酸软等中医辨证为肾虚证；男女不育症、更年期综合征；功能性低热、肺结核、骨结核等引起的低热；肿瘤术后，身体虚弱；Ⅱ型膜性肾炎、狼疮性肾炎、慢性肾盂肾炎、腰酸、蛋白尿等。

这些胶类不仅是补益药的重要组成部分，还有助于膏体成形。一副膏方中1 000克左右的中药饮片，一般配伍的胶类中药总量为200~400克，可单用一胶，也可按一定比例数胶合用，在一些低糖或无糖的膏方中可适当增加胶类的配伍量，一般可增至400~600克，以保证收膏成形的效果。否则量少了膏方太稀薄；量多了，膏方就会黏结得太硬，难以服用。

选用胶类要注意以下几点：

- ✧ 阿胶较滋腻，难消化，所以脾胃虚弱、消化不良者要慎用。
- ✧ 龟板胶和鳖甲胶滋阴力较强，所以脾胃虚寒、食少便溏者要忌用，以免加重病情。
- ✧ 鹿角胶温补力强，所以阴虚火旺、潮热盗汗及阴虚阳亢、头胀痛者需忌用。

糖类

中药的口感多为苦味，为了适于人们长期服用，必须改善口感，因此膏方基本上是用糖类来矫正口味的，同时糖类也有一定的补益作用。有的膏方不宜用胶类时，就用炒制过的糖类起到收膏的作用，但成形效果会差一些。

膏方中常用的糖类有冰糖、白糖、红糖、饴糖、蜂蜜。根据辨证需要，在配伍时可单用糖或蜂蜜，也可合用糖和蜂蜜。传统上以冰糖最佳，冰糖不但口味鲜甜，而且还有健脾润肺功效，再说冰糖为结晶体，已经失去了部分水分，可协助收水成膏。

蜜合饴糖（麦芽糖）也是一种配伍非常好的甜味糖。蜜糖有润肠通便功效，饴糖有保护胃黏膜的作用。

糖尿病患者忌糖，只可使用无糖的甜味剂，如木糖醇、甜菊糖、阿斯巴甜、元贞糖、甜蜜素、糖精，制成无糖型膏滋药。但必须严格按照产品说明使用，不得随意超量，以免产生不良反应。另外还要注意，不能一次性大量使用或长期食用糖精。

一副膏方中用糖量一般不超过中药提取浓缩所得清膏的3倍，通常可用冰糖500克左右，单用蜂蜜或饴糖也是如此，不过根据具体收膏情况可酌情增减用糖量。

辅料

黄酒是膏滋加工中必备的辅料．用于浸泡阿胶等动物类药胶。因为通常胶类都有腥臊味，为了去除这种腥臊味，所以膏方制作中使用黄酒来泡胶；同时，黄酒还是很好的有机溶剂，还能在收膏前使胶类软化，利于药效的发挥。因此，用黄酒慢泡药胶不仅可以解除各种药胶的腥膻气味，而且可以加强药物在体内的运化吸收作用。在收膏之前。可以预先将加工所需的药胶用黄酒浸泡一定时间使胶软化，再隔水加热将胶炖烊，然后趁热和入药汁中共同收膏。黄酒最好选用上乘的绍兴酒，即俗称的“老酒”。

一料膏方中黄酒的一般用量为每500克胶类需用黄酒250~500毫升浸泡并加热溶化。

膏方的制作

膏方的制作很复杂，现在大都由中药店或中药厂代为加工。药店或药厂代客加工时，必须由具备一定资质的专业人员按医生的要求进行制作。

膏方制作的方法、步骤简要介绍如下：

浸泡

将配好的中药饮片倒入锅中，用清水浸没，浸泡1小时以上或一夜。

锅，最好是用铜锅、砂锅，现都用搪瓷烧锅、不锈钢锅。不宜使用铁锅和新的铝锅。

煎药

将浸过的中药饮片放清液和水，高出药面1/3，煎煮约半日（4小时左右)后,滤出药汁。再加入水略高出药面,煎煮约2小时,滤出药汁,如此再煎出第二、三煎药汁,将三次的煎液合并,滤除杂质,得到清液。

注明先煎、后下、包煎的中药饮片必须按照处方规定操作。

浓缩

将最后得到的清液煎煮浓缩,随时撇除浮沫,并不断搅动药液,防止变焦,煎煮约1小时,成为浓缩液。此时兑入细料药(如人参等)的煎液,继续加热浓缩至稠膏,即得"清膏"。浓缩时特别要注意调整火力,不能太旺,否则渐稠厚的药液就容易溢出,影响药效。

若要兑入胶类的细料药,就要延至收膏时,而且这些胶类要先用黄酒浸泡一夜,隔水蒸化兑入浓缩的药液中。

收膏

膏方有素膏、荤膏之分,素膏直接加入炼制好的糖浆即可,而荤膏则需要再加入动物类胶类,如阿胶、鹿角胶、鳖甲胶。荤膏制作较难,具体做法如下:

在保持煮沸状态下的清膏内缓缓倒入溶化的胶类汁液和炼制好的糖浆,并不断地搅拌,控制好火力,以免溢锅或黏底烧焦。这时浓缩液逐渐变稠,各种药料在膏内的分布也逐渐均匀。即将成膏时,兑入黑芝麻、核桃仁等细料药。一边加细料一边搅均匀,搅至药液颇为黏稠的情况下,用筷子插入取出,若药液挂在筷上不易滴下,或滴水成珠时,或膏液流下时呈旗面样(俗称挂旗),说明收膏已告完成,待冷却后成膏状,即已形成膏滋药。

盛装

煎好的膏方要趁热装入容器,如搪瓷锅、瓷瓶等。容器必须要预先清洗干净、烘干消毒、晾凉后再使用,以防日后膏方发霉变质。

装好膏方后,要在20℃以下的温度里使膏充分晾凉,不能在尚未晾凉时盖盖,这样容易发霉。

膏方的包装与保存

膏方的包装

膏滋药的包装,现有瓶装、钵装、搪瓷锅装等形式,但这些包装的膏滋药都不易随身携带。现在使用的塑料袋真空小包装颇受喜欢随身携带者的欢迎,但这种小包装只能在药厂里加工而成。

膏方的保存

膏方贮藏保存时,应选择干燥、避光、空气流通的地方,现在一般是放入冰箱冷藏室低温贮藏保存。舀取膏方的汤勺要洗净、干燥后用,最好消毒后用,不然膏方易霉变。另外,南方天气潮湿,尤其在立春以后膏方很容易霉变,所以冬令制作的膏方尽量在立春前服用完。如果发现膏方表面有白色的小点,可能就是霉点,这时可将白色小点及其周围挖去一片,再小火煮沸一次,还是可以服用的。现代日渐采用的真空包装,服用方便,且储存时间久,不容易霉变,值得推广应用。

膏方的服用及注意事项

膏方的服用

服用时间

冬令进补膏方服用时间段一般要求从立冬到“九九”即次年立春前后,即11月上旬到次年2月上旬,服用期约3个月。严格一些是冬至到立春的一个半月内，放宽一些是从霜降到次年春分，即10月下旬到次年的3月份，这样有4~5个月的时间。随着膏方组方、加工技术、包装储存手段的提高，根据“冬病夏治”、疾病治疗与康复养生的需要，使膏方在一年四季都可服用成为现实，特别对身处慢性损耗性疾病的过程中或大病后，手术后，身体非常虚弱的患者，虽不在冬季，亦可以采用膏方调治。

服法

每日清晨，或早、晚各服一汤匙，即30~50毫升。真空袋包装者早晚各服用一小袋。加温后吞服、含服或沸水冲调后服用均可。一般开始服用时量少些，以后逐渐增加服用量。

不同种类的膏方，其服用时间要求不尽相同。如补益类的膏方，主张空腹时服用，可于早餐前和睡前半小时服用；治病调理类的膏方，多在食后1小时服用，或遵医嘱；而防治失眠的膏方，则宜在睡前半小时服用。

服用膏方的注意事项

膏方的药效要得到充分发挥，人们在其饮食起居上就要尽量配合，否则会使疗效欠佳，甚或无效，所以应注意以下事项：

“开路方”

民间有服用膏方前用“开路方”治疗的习惯。对哪些人要求使用开路方治疗呢？一般要求对感冒未愈、消化不良、腹胀、纳食欠佳、舌苔厚腻者等患者需先用开路方治疗，待感冒病愈、胃口渐开后再服用膏方。

忌口

一般认为服膏方期间要忌食生萝卜、萝卜子，少食油脂含量过高的食物（肥肉、煎炸食品、烘烤的荤食等）、生冷食物（生鱼片、咸蟹等）、过于辛辣的食物（过辣的火锅等），忌饮酒、吸烟。服膏方时一般不宜用茶水冲饮，因茶中含鞣质较多，能与药物中多种成分起化学反应而影响疗效；其中茶中的茶碱、咖啡因还会增加兴奋度。因此服膏方与喝茶或咖啡的时间间隔最好超过3~4个小时，否则会影响其疗效，不同体质的人还须忌口，如阴虚体质者须忌食狗肉、牛肉、黄鱼、带鱼、巧克力等，少食姜、蒜、葱等调味品；阳虚体质者应忌食柿子、黄瓜等，少吃油腻食品。

特殊情况处理

若遇感冒、食滞、发热、咳嗽多痰或其他急性疾病时应暂停服用；服用膏方后出现恶心、呕吐、厌食、腹泻等胃肠道症状时也应暂停服用，查找原因；症状严重者，需及时就医；对痰热壅肺或湿阻中焦的患者，最好能先用清肺化痰方和醒脾化湿方治疗，待病情改善后再服膏方。

不适宜人群

一是急于求成的人，原本身体十分虚弱，想通过吃膏方一下子强壮起来，结果往往事与愿违，膏方对这类人恐怕并不合适。二是新近患病的人，如患者患有感冒、咳嗽、咳痰，则应先将感冒咳嗽治愈，方能进补，否则不但补药吃进去难受，反而会使感冒咳嗽黏腻难愈。另外，不适宜进补的人还有体质健壮的青少年，急性疾病和有感染者，慢性疾病发作期和活动期患者，胃痛、腹泻、胆囊炎、胆石症发作者，慢性肝炎活动期患者，自身免疫病免疫球蛋白和抗体很高者等。

互动学习

1. 选择题：

（1）请问膏方发展的成熟阶段是以下哪个时期？（　　）

A. 汉代　　B. 南北朝　　C. 隋唐　　D. 明清

（2）（　　）是指用砂糖或蜂蜜所收的膏剂。

A. 成方膏滋药　　B. 临方膏滋药　　C. 素膏　　D. 荤膏

（3）以下哪种胶类较滋腻、难消化，脾胃虚弱、消化不良者要慎用？（　　）

A. 阿胶　　B. 黄明胶　　C. 鹿角胶　　D. 鳖甲胶

（4）膏方的不适宜人群不包括以下哪一类？（　　）

A. 身体十分虚弱者　　B. 感冒者

C. 体质健壮的青少年　　D. 糖尿患者

2. 判断题：

（1）关于“膏”的记载，最早见于《黄帝内经》，是传统医学的精华。（　　）

（2）成方膏滋药，又称“内服定制膏方”，是一些疗效确切的膏方方剂，组成内容比较简单。（　　）

（3）细料药是处方中体现膏方补益虚损功效的重要组成部分。（　　）

（4）龟甲胶功效为滋阴益精，止血消肿。主治肾虚滑精、吐血、衄血、崩漏下血、尿血、胎动出血、风湿疼痛等病症。（　　）

（5）黄酒是膏滋加工中必备的辅料，用于浸泡阿胶等动物类药胶。（　　）

（6）膏方制作中，铜锅和新的铝锅不宜用来浸泡中药饮片。（　　）

（7）一般认为服膏方期间要忌食生萝卜、萝卜子，少食油脂含量过高的食物、生冷食物、过于辛辣的食物，忌饮酒、吸烟。（　　）

3. 填空题：

（1）膏方分为内服和外用两种，通常讲的膏方主要是指（　　）。内服膏方分为（　　）和（　　）两类。

（2）膏方主要由五部分组成：（　　）、（　　）、（　　）、（　　）及（　　）。

（3）膏方中多用（　　）和（　　）以令膏体成形。

（4）膏方制作的步骤包括：（　　）、（　　）、（　　）、（　　）、（　　）。

（5）膏方贮藏保存时，应选择（　　）、（　　）、（　　）的地方，现在一般是放入冰箱冷藏室低温贮藏保存。

参考答案:

1. 选择题:(1)D;(2)C;(3)A。
2. 判断题:(1)√;(2) ;(3)√;(4) ;(5)√;(6) ;(7)√。
3. 填空题:(1)内服膏方,成方膏滋药,临方膏滋药;(2)中药饮片,细料药,胶类,糖类,辅料;(3)糖,胶类;(4)浸泡,煎药,浓缩,收膏,盛装;(5)干燥,避光,空气流通。

拓展学习

➤ 书目推荐

朱庆文.2012.中华膏药处方与制备.北京:化学工业出版社.
窦志芳.2011.中医膏方学.太原:山西科学技术出版社.
吴银根,方泓.2011.中医膏方治疗学.北京:人民军医出版社.
施仁潮等.2007.膏方宝典.北京:人民卫生出版社.
庞国明等.2012.膏方临床应用指南.北京:中国医药科技出版社.

➤ 网站推荐

中国膏方网:http://gaofang.chinamtcm.com/

膏方的制作(含视频教学):http://www.shutcm.com/mhjb/web/gaofang2(7).html

膏方的禁忌与服用方法:http://www.xywy.com/zy/yssl/yysw/729460.html

百年养生网:http://www.100yangsheng.com/gaofang_3681_1/

中医中药秘方网：http://www.21nx.com/21nx/html/zhuanti/zhongyiyangsheng/2011/1227/26196.html

➢ 延伸阅读

一、《黄帝内经》

《黄帝内经》是我国医学宝库中现存成书最早的一部医学典籍。是研究人的生理学、病理学、诊断学、治疗原则和药物学的医学巨著。《黄帝内经》共18卷，分为《素问》、《灵枢》两大部分，总结了春秋至战国时期的医疗经验理论，并吸收了秦汉以前有关天文学、历算学、生物学、地理学、人类学、心理学的学术成果，运用阴阳、五行、天人合一的理论，对人体的解剖、生理、病理以及疾病的诊断、治疗与预防，都做了比较全面的阐述，在理论上建立了中医学上的“阴阳五行学说”、“脉象学说”、“藏象学说”、“经络学说”、“病因学说”、“病机学说”等学说，确立了中医学独特的理论体系，成为中国医药学发展的理论基础和源泉。《黄帝内经》收载的成方13首中，就有10种中成药，并有丸、散、酒、丹等剂型。

二、《伤寒论》

《伤寒论》是一部阐述外感及其杂病治疗规律的专著。东汉末年张仲景撰于公元200~205年，是其原著《伤寒杂病论》中的外感热病内容部分。《伤寒论》全书共12卷，22篇，397法。除去重复之外共有药方113个。该书是一部论治外感热病的专著，作者全面总结了东汉以前诊治外感热病的经验，运用《素问　热论》的理论，勤求古训，博采众方，结合自己的临床实践，对外感病的发生、发展、治疗、预后等进行了精辟的阐发，将外感疾病具有规律性的各种表现，归纳为太阳、阳明、少阳、太阴、少阴、厥阴六经病证，每经结合阴阳、表里、寒热、虚实进行辨证论治，既有“同病异治”，亦有“异病同治”，确立了严谨的治疗规范，创立了六经辨证体系，奠定了祖国医学辨证论治的原则。该书辨证论治的原则不仅适用于伤寒病的治疗，而且是指导其他临床各科治疗的准则；其所运用的汗、吐、下、和、温、清、补、消等基本治法，被后世广泛应用；其所创制的113个基本方剂，如麻黄汤、桂枝汤、承气汤、白虎汤、小柴胡汤、理中汤、四逆汤、五苓散、泻心汤、乌梅丸等，成为临床广为应用的有效方剂。《伤寒论》对祖国医学作出了重大贡献。

三、《金匮要略》

《金匮要略》是东汉张仲景著述的《伤寒杂病论》十六卷中的“杂病”部分。全书共25篇，方剂262首，列举病证六十余种。所述病证以内科杂病为主，兼有部分外科、妇产科等病证。《金匮要略》也是我国现存最早的一部诊治杂病的专著，是仲景创造辨证论治理论的代表作。古今医家对此书推崇备至，称之为方书之祖，医方之经、治疗杂病的典范。书名“金匮”，言其重要和珍贵之意；“要略”，言其简明扼要之意，表明本书内容精要，价值珍贵，应当慎重保藏和应用。

该书血痹虚劳病脉证并治篇中所载的薯蓣丸，主治：“虚劳诸不足，风气百疾”，补气血扶正为主，兼顾祛邪气，同时为防止补而呆滞，补而恋邪，又配以消食导滞及畅通气机之品。其组方思路堪称今天膏方处方的师表。

四、《神农本草经》

《神农本草经》，又名《神农本草》，简称《本草经》、《本经》，撰者不详，“神农”为托名，是我国现存最早的药物学专著，也是我国早期临床用药经验的第一次系统总结，历代被誉为中药学经典著作。《神农本草经》全书分三卷，载药365种，其中植物药252种，动物药67种，矿物药46种，分为上、中、下三品。书中以简练古朴的文字阐述了中药理论的精髓，对每一味药的产地、性质、采集时间、入药部位和主治病证都有详细记载；对各种药物之间如何相互配合应用，以及简单的制剂，都做出概述。《神农本草经》依循《内经》提出的君臣佐使的组方原则，也将药物与朝中的君臣地位相对应，进行类比，来表明其主次关系和配伍的法则。《神农本草经》对药物的四性五味、升降浮沉、归经也做出了详尽的描述：指出寒、热、温、凉四气和酸、苦、甘、辛、咸五味是药物的基本性情，可针对疾病的寒、热、湿、燥等不同性质选择用药。寒病选热药，热病选寒药，湿病配温燥之品，燥病须凉润之流。《神农本草经》中提出的“七情和合”原则，在几千年的用药实践中发挥了巨大作用。

五、《本草纲目》

《本草纲目》是明朝伟大的医药学家李时珍为修改古代医书的错误而编，他以毕生精力，亲历实践，广收博采，实地考察，对本草学进行了全面的整理总结，历时29年编成。《本草纲目》共有52卷，载有药物1 892种，其中载有新药374种，收集医方11 096个，书中还绘制了1 160幅精美的插图，方剂11 096首，其中8 000余首是李时珍自己收集和拟定的，约190万字，分为16部、60类。每种药物分列释名（确定名称）、集解（叙述产地）、正误（更正过去文献的错误）、修治（炮制方法）、气味、主治、发明（前三项指分析药物的功能）、附方（收集民间流传的药方）等项。全书收录植物药有881种，附录61种，共942种，再加上具名未用植物153种，共计1 095种，占全部药物总数的58%。李时珍把植物分为草部、谷部、菜部、果部、本部五部，又把草部分为山草、芳草、溼草、毒草、蔓草、水草、石草、苔草、杂草九类。《本草纲目》不仅是我国医药宝库中的一份珍贵遗产，也是对16世纪以前中医药学的系统总结，而且在训诂、语言文字、历史、地理、植物、动物、矿物、冶金等方面也有突出成就。本书17世纪末即传播，先后多种文字的译本，对世界自然科学也有举世公认的卓越贡献。

第二章 中医膏方与老年健康的关系

人到了老年时期，就会出现各种不适和病证，其生理与病理特点主要表现为机体生理机能与代谢的减退。而膏方最初的使用，以滋补药为主，目的是滋补强身、益寿延年。由此可见，中医膏方与老年健康息息相关。

在本章中，我们将会向您介绍老年病的各种基础知识，以及中医膏方对老年人健康养生的作用，让您能更好地了解自身的健康和养身的方法。

知识点汇总

➤ 知识点一：您知道老年人的生理病理特点吗？

人到了老年时期，往往会出现这样那样的种种不适，并且容易患一些老年病。您也许会说，这是因为老了，器官都退化了。那么，您知道器官退化的具体原因及表现吗？这就需要我们在文中进一步了解。

➤ 知识点二：中医对老年人生理病理特点怎么看？

中医是我国特有的医学文化，其关于老年病的著述也有很多。“年老之人，痿瘁为常”。下面我们会了解脏腑功能痿瘁的具体表现。

➤ 知识点三：老年病的病因病机特点有哪些？

一些老年病的病因复杂，发病因素多，治疗上缺乏特效疗法，但也有着鲜明的病机变化特点，需要我们进一步深入了解。

➢ 知识点四：您了解老年病的病证特点吗？

也许大家深有体会，一群人聚在一起聊天时，会经常对某些病证有同感。这是因为老年病的病证特点比较鲜明，容易辨认。通过学习，我们可以更好地认识到老年病的病证特点。

➢ 知识点五：您知道膏滋方的理论基础吗？

《黄帝内经》中“春生、夏长、秋收、冬藏”的养生原则为膏滋方的应用提供了理论基础。这本书中提出了两个学说，您知道是哪两个吗？

➢ 知识点六：中医膏方对老年人健康养生的作用有哪些呢？

中医膏方对老年人健康养生的作用有很多，您能想到哪些呢？

老年人与老年病证

➢ 老年人的生理病理特点

老年人的生理与病理特点主要表现为老年期机体生理机能与代谢的减退。随着年龄的增长，人体各器官及组织细胞的功能出现退行性变化或衰退，个体生理性衰老具有全身性、进行性、衰退性和内在性等基本特征。生理性衰老是普遍存在的，表现在人体结构成分的衰老，如水分、脂肪的变化明显导致皮肤肌肉的萎缩、脂肪增多、细胞数减少、器官功能下降、体重减轻、代谢反应与机体适应能力低下。尽管老年人器官功能或多或少有所减退，但对其日常生活尚无明显影响，因为各器官都具备一定的储备功能。

器官可分为空腔器官和实质性器官两大类。老年人空腔器官的衰老变化主要是肌纤维的萎缩，表现为：① 管腔变小，如膀胱容量减少；② 管腔扩大和松弛，如脏器下垂；③ 管腔变硬，如血管硬化影响血流,胆囊及胆管壁增厚易发生结石;④管壁腺体萎缩,如胃黏膜变薄变白的萎缩性改变,从而影响胃液的分泌。在实质性器官中,老年人肝、肾、脾、胃、脑及甲状腺等器官呈萎缩性改变,其功能逐渐减退,这是由于血管硬化、细胞减少或萎缩及结缔组织增生所致。

➢ 中医对老年人生理病理特点的认识

中医认为,人体生理功能的发挥是以五脏六腑为中心展开,连及四肢、百骸,与五体、五官、九窍存在着有机的联系。

《养老奉亲书》中说:“年老之人,痿瘁为常。”老年人的主要生理特点是脏腑功能痿瘁。痿瘁有衰弱、颓败、老化、萎缩之意,也就是衰老现象。衰老是人体脏腑组织、四肢百骸功能衰退。因人体是一个有机的整体,脏腑与五体、五官、九窍之间存在着有机的联系,脏腑的衰老使外表体窍也表现出衰老退化的征象,明代魏文靖有首老态诗:“渐觉年来老病磨,两肩酸痛脊梁驼,耳聋眼暗牙根断,腿软腰疼鼻泪多”,诗句中描写的现象尽述老态的特征。

下面简单介绍人体五脏的功能及痿瘁后的征象表现。

肝乃将军之官,主疏泄、藏血,主筋,其华在爪,开窍于目,与胆相表里。老年人肝脏痿瘁,则容易急躁易怒,郁郁不乐,多疑善虑,甚则闷闷欲哭,腹胀纳差,筋脉拘挛,肢体麻木,两目干涩,视物不清等。

心为君主之官,藏神,主血脉,其华在面,开窍于舌,与小肠相表里。老年人心脏痿瘁,常有神倦喜卧,忧虑悲伤,思维迟钝,无主见,失眠健忘,心烦不安,心悸胸闷,面色欠华,言语欠利等。

脾胃为仓廪之官,主运化升清,主统血,主肌肉四肢,开窍于口,其华在唇,脾与胃互为表里。脾胃为后天之本,水谷之海,气血生化之源。人体维持生命活动的物质来源有赖于脾的运化,胃的受纳。若脾胃功能正常,则气血充足,身体强壮;若脾胃功能衰弱,生化之源不足,则容易早老或衰老。老年人脾胃痿瘁,则常有腹胀纳差,肌肉瘦削萎软,四肢倦怠无力,便秘或便溏,饮食无味,口唇淡白不泽等。

肺为相傅之官，主气，司呼吸，主宣发肃降，通调水道，外合皮毛，开窍于鼻，与大肠相表里。老年人肺脏痿痹则常有少气不足以息，言语低弱有误，皮毛憔悴枯槁，容易感冒，水肿，小便不利，大便困难等。

肾为作强之官，藏精，主发育与生殖，主水，主纳气，主骨生髓，其华在发，开窍于耳及二阴，与膀胱相表里。老年人肾脏痿痹，常有体力、智力的下降，性功能减退，生殖能力渐失，气短，牙齿松动或脱落，身体变矮，脊柱弯曲，骨骼变脆易于骨折，毛发变白而脱落，腰膝酸软，头晕耳鸣或耳聋失聪，排尿无力，夜尿频多等。肾为先天之本，性命之根，元阴元阳之室，肾脏虚衰，肾气亏虚则诸脏及全身经脉皆因此而空虚。可以说人体的生长发育是随着肾气的充盈而成长，又随着肾气的衰微而转为衰老甚或死亡。

《灵枢　天年》对五脏的痿痹过程作了如下描述："五十岁，肝气始衰，肝叶始薄，目始不明；六十岁，心气始衰，苦忧悲，血气懈惰，故好卧；七十岁，脾气虚，皮肤枯；八十岁，肺气衰，魄离，故言善误；九十岁，肾气焦，四肢经脉空虚。"这段话具体描述了人体随着年龄的增长而显减退之征象，上述五十、六十、七十、八十、九十岁，只是说明脏腑功能随着年龄的增长而痿痹的过程，不要机械地按照年龄来推断某个脏器的功能。

六腑包括胆、胃、大肠、小肠、膀胱、三焦。腑一般是指胸腹腔中那些中空有腔的器官，具有出纳转输、传化水谷的功能。腑与脏相表里。腑也会随年龄增长逐渐减退其功能。

胆

"中精之府"，中正之官，内藏胆汁。胆汁由肝之余气所化生，汇聚于胆，泄于小肠，参与饮食物的消化，若胆气虚则怯，善太息，或数谋虑而不能决，所谓"凡十一藏取决于胆也"。老年人消化能力差，处事常犹疑不决与胆气虚弱有关。

胃

水谷气血之海。胃中的水谷，经过胃的腐熟后，下传于小肠，其精微经脾之运化而营养全身。所谓"五藏者，皆禀气于胃。胃者，五藏之本也"。胃气的盛衰有无，关系到人体的生命活动及其生死存亡，至老若胃气衰败，五藏失于濡养，生命将竭。

小肠

"小肠者，受盛之官，化物出焉"。小肠接受经过胃初步消化的饮食，并作进一步彻底的消化，将水谷分化为精微与糟粕，精微化气入血，糟粕则传导于体外。老年人小肠功能减退，其化物功能受到影响，常导致老年人营养吸收障碍。

大肠

大肠的主要功能是接受小肠消化吸收后运送下来的化物，吸收其中剩余的水分和养料，使之形成粪便，通过肛门排出体外，故称其"传导之官"。大肠传导变化作用是胃降浊功能的延伸，与肺气的下降有关，同时与肾气相关。老年人肾气虚损，可见阳虚便秘或阳虚泄泻，甚至久泄滑脱。

膀胱

膀胱的主要功能是储尿与排尿，所谓"州都之官，津液藏焉，气化则能出矣"。且膀胱的功能有赖肾气的固摄，若老年人肾气不固，则膀胱不约，可见遗尿，甚至小便失禁。

三焦

因分上焦、中焦、下焦，合称三焦，身体胸膈以上，包括心、肺在内的部位称为上焦，膈下至脐部以上，包括脾胃等脏腑的部位，称为中焦；脐以下，包括肾、膀胱、小肠、大肠等脏腑的部位，称为下焦。三焦的功能主要是受纳水谷，消化饮食，化生气血精微物质，输送营养，排泄废物。因三焦有疏通水道，运行水液的功能。故称为"决渎之官"，三焦功能减退就会出现以下情况，"上焦不治则水泛高原，中焦不治则水留中脘，下焦不治则水乱二便。"

除了五脏六腑功能与衰老有关，脑和女子胞的功能同样与衰老相关。

脑

"脑为髓海"，与精神活动有关，与听觉、视觉、嗅觉及思维、记忆、言语等功能有关。老年人思维、反应迟钝与脑的老化密切相关。

女子胞

女子胞又称胞宫，相当于现代医学中的子宫，是女子发生月经和孕育胎儿的场所，与冲任二脉和心、肝、脾等有密切联系。年长后功能渐渐丧失，至老年绝经而无法生育。

➢ 老年病的病因病机特点

老年病的病因病机特点是在老化基础上容易发生如高血压病、冠心病、脑血管病、糖尿病及恶性肿瘤等疾病以及与老化直接相关的老年人特有疾病，如痴呆、变形性关节病、白内障等。老年人这类疾病的特点是病因复杂，发病因素多，治疗上缺乏特效疗法，但病机变化特点较鲜明。

多脏受损

老年病的临床表现有易发病、易变化的特征，实际上这是多个脏器受损的结果，脏器受损有渐损和骤损两种情况：渐损以脏腑之虚为病机特点，这多见于老年慢性病过程中；骤损以脏腑邪盛为病机关键，多见于老年急症过程中。

脏腑虚损以肾虚、脾虚为多，其次为肺气虚。

阴阳并虚

老年病多虚证，常见患者阳虚中夹有阴虚，阴虚中伴有气虚或阳虚，而单纯的阴虚或阳虚较为少见。老年病一般为热病伤阴或寒病损阳，都表现为阴阳并损或并虚，只是虚弱的主次不同而已。年迈之人，气血精津多有亏损，不论是生理性的还是病理性的，都会使老年人阴阳保持在低水平的平衡状态下，这种平衡不仅易被破坏而发病，而且发病后的伤阴或伤阳，只能使阴或阳更虚。阴虚不能养弱阳，阳虚不能长弱阴，故而出现阴阳并损的情况。从脏腑的阴阳分析，老年患者常表现为肾阴亏虚，阴虚不能化气，所以使气亦虚。

脏虚腑滞，虚实夹杂

老年人脏腑的病变以脏虚腑滞、本虚标实为特点。老年人脏腑虚弱就会出现以下后果：心主血脉，司血液的运行，故心之气血亏虚，常常导致脏腑瘀滞等病理变化；肝藏血而主疏泄，其性升发，为风木之脏，故肝的病变以血失所藏和疏泄失职、升发异常、内风妄动为主；脾主运化而统血，脾的病变以脾虚生湿、运化不及、血液失统为特点，胃为传化之腑，胃病常表现为传化失职、饮食痰浊留滞等特征；肺主气之宣降，肺气不足、宣降失司，则易气急喘促、便秘；肾藏精，主纳气，主骨生髓通于脑，主水及生殖，肾的病变主要以精血不足、封藏失职、开阖失度和不能纳气及水肿等为特征。

➢ 老年病的病证特点

多病并存

多病并存是老年病最大的特点。临床观察发现，老年人仅患有一种疾病者相当少见，常常一人兼有多种、甚至数十种疾病，这些疾病相互独立又相互影响，形成一个整体，使病情相当复杂。这种多病并存的状况造成患者肝、心、脾、肺、肾等多器官、多系统的关联或非关联损伤，使患者机体处于复杂的阴阳、气血失衡状态或低水平的、脆弱的阴阳、气血平衡状态。这就要求必须以符合老年病临床实际的辨证论治进行综合治疗或中西医结合治疗。

多证相兼与虚实夹杂

老年病的多病并存与衰老因素一起又造成老年患者临床证候表现的复杂性、多样性、隐匿性和不典型性，常常表现为多证相兼、虚实夹杂，很少见到证候、虚实单一的情况。特别是那些全身性的合并病、并发病，常常会与未愈的原发病纠缠在一起，所以这虚虚实实，变化多端的病机，表现在证候上也自然是虚实夹杂、复杂多样的。

为什么会产生这种情况呢？《黄帝内经》云："年四十而阴气自半，起居衰矣。"伴随衰老而发生的脏腑、气血、阴阳的生理性亏虚和老年人气血、阴阳的低水平平衡状态在一定条件下使老年人容易产生虚证。同时，对老年人来说，脏腑、气血、阴阳的低水平、脆弱的平衡状态很容易被打破，进而产生痰饮水湿之浊、瘀浊、郁滞之浊等浊邪，而浊邪化毒又产生毒邪，浊邪、毒邪缠绵、阻滞，最易进入人的经络，加速老年人生理性组织老化和功能衰退或转化为病理性，故而很容易产生复杂的实证。这种和衰老相关的病理变化是老年病的重要病理基础和虚实演变的基础。从这个意义上讲，老年病的产生过程就是一个虚实并存及演化的过程，当然也是一个易于多证相兼的虚实夹杂的病理过程。

缠绵难愈

老年病的第三个重要特点是缠绵难愈。衰老是老年人的生理特点，也是老年病的重要原因，具有不可逆性，几乎所有老年病都与衰老有着密切的关系。老年病主要包括老年特发病和老年常见病。前者主要有老年期痴呆、原发性骨质疏松、前列腺增生、老年白内障等，它们与年龄增长引起的器官衰老和功能退化密切相关，这些病只能着眼于预防，延迟其发生；后者主要包括脑梗死、慢性阻塞性肺炎、Ⅱ型糖尿病、原发性高血压、冠心病、骨质增生等，还有一部分老年病是由中青年时期所患疾病迁延而来，也属难愈疾病。故诸多老年病因与衰老有关，所以往往一开始就是慢性病、难治病或不可痊愈病。另外，这种难愈性还与老年病的起病隐袭、发展缓慢有关。由于起病隐袭，常常给早期诊断造成困难，一旦发现则相当严重。老年病以衰老为基础、缠绵难愈的特点，提醒我们对老年病必须以防治为主，提早进行综合干预。

总之，老年病的病征特点是由于多种生命基本物质的亏虚，多脏腑功能虚损，气血凝滞，五志过极，痰浊内生，诸害易侵，导致以虚为基础、虚实夹杂、多种慢性病并存。

中医膏方对老年人健康养生的作用

膏方最初的使用，以滋补药为主，目的是滋补强身、益寿延年。但近代著名医家秦伯未指出“膏方非单纯补剂，乃包含救偏却病之义”，他说膏方不仅可以起到滋补作用以祛除虚损劳伤，而且也包含了治病纠偏的作用。这就扩大了膏方的应用范围，使膏方在治疗未病中发挥更大的作用。

➢ 膏滋方的理论基础

《黄帝内经》中“春生、夏长、秋收、冬藏”的养生原则为膏滋方的应用提供了理论基础。

“天人相应”学说

中医学认为人体是一个有机整体，既要强调人体内部环境的统一性，又要注重人与外界环境的统一性，使内外环境达到整体和谐、协调统一。所谓外界环境即指人类赖以存在的自然和社会环境。人类生活在自然界之中，一方面自然界存在着人类赖以生存的必要条件。另一方面自然界的运动变化又直接或间接地影响着人体，使人的机体相应地发生生理和病理上的变化。《黄帝内经》中的《灵枢　刺节真邪》“与天地相应，与四时相副，人参天地”；《素问　宝命全形论》“人以天地之气生，四时之法成”；《素问　咳论》“人与天地相参”；《灵枢　岁露》“人与天地相参也，与日月相应也”等均为天人相应学说的理论基础。同时，一年四季气候的变化，节气的改变也都调控着人体的机能活动。“夫四时阴阳者，万物之根本也，所以圣人春夏养阳，秋冬养阴，以促其根”，告诉我们如何适应四时进行养生的原则。

服用膏滋方以秋冬季为佳，因为秋冬季节是万物生机潜伏的季节，万物多静少动，纷纷养精蓄锐，大地显示了阳气潜藏的景象。人类亦要顺应自然，藏精纳气，此时服用一些滋补肾的药物，将有利于肾的藏精功能，加强命门的元精储备，提升来年春天新一轮的生发机能，增强身体的免疫力（“藏于精者，春不病温”）。由于秋冬季是封藏的季节，天气寒冷，食欲旺盛，无论进食的数量和质量的需求方面，也较其他季节为多。此时服用膏方符合中医学因时、因地、因人制宜的防治原则。中医治疗疾病，强调必须从实际出发，即是必须根据当时的季节、环境及人的体质、性别、年龄等实际情况，制定和确定适当的治疗方法。这样做不但补充了不足，而且可为来年做储备，使来年不生病、少生病，而精力充沛。再者，膏滋药比较滋腻，热天服用，不易消化。因此，秋冬季是服用膏滋药的最佳时期。

精气神学说

《内经》认为精气神是人体活动的根本，保养精、气、神是养生、长寿的主要原则。

精是构成人体、维持人体生命活动的物质基础，中医学认为肾藏精，主生长发育。肾所藏的精气包括“先天之精”和“后天之精”。“先天之精”是禀受于父母之精，是构成胚胎发育的原始物质，“生之来，谓之精”（《灵枢　本神》），所以称“肾为先天之本”。“后天之精”是指出生以后，来源于摄入的食物，通过脾胃运化功能而生成的水谷之精气，以及脏腑生理活动中化生的精气通过代谢平衡后的剩余部分，藏之于肾，故《素问　上古天真论》说：“肾者主水，受五脏六腑之精而藏之”。

气是构成人体最基本的物质基础，也是人体生命活动最基本的物质。人体的各种生命活动均可以用气的运动变化来解释。气的凝聚构成了人的有形实体，同时各种无形的气充斥全身，人体各脏腑组织的机能活动，都靠气来推动，有形实体必须依靠无形之气的运动才能维持生命活动。所以也可以说气是生命活动的原动力。

神有广义和狭义之分。广义之神，是指整个人体生命活动的外在表现。狭义之神，是指心所主的神志，即人的精神、意识、思维活动。

中医学进一步认为“形与神俱”，形与神是不能截然分割的，《灵枢　平人绝谷》说：“故神者，水谷之精气也”，水谷精气是神即机能活动的基础，神是水谷精气所化生生命机能活动的总表现。二者相辅相成，缺一不可。二者关系的失调，例如生命功能低下不能化生精气营血，或者营血不足使功能活动无力，都是形成疾病的重要原因。所以《素问　上古天真论》提出，只有“形与神俱”，才能“尽终其天年”。精气与神之间，也存在着不可分割的联系，它们在病理变化中互为因果，形体精气的损伤可以引起生命机能包括精神意识的异常；反之，精神意识的异常，又会导致精气的损伤，影响形体的健康。这就充分体现了中医学形神合一的思想。

中医膏滋方正是在这种精气神学说的指导下确定的，膏剂黏稠，在体内吸收慢，停留时间长，比其他剂型能更好地发挥滋养作用。

《灵枢　五癃津液别》中说：“五谷之津液和合而为膏者，内渗于骨空，补益脑髓。”秋冬进补，以填补命门元精为主，膏剂就是最合适剂型。通过膏滋方补益精气，使之精气充足神旺，阴阳平衡，从而使机体到达一个阴平阳秘的状态。

➢ 中医膏方对老年人健康养生的作用

体质调理

体质因素与辨证论治

体质是指人类个体在生命过程中，由遗传性和获得性因素所决定的，表现在形态结构、生理机能和心理活动方面综合的相对稳定的特性。体质现象是人类生命活动的一种重要表现形式，它是在人群生理共性的基础上，不同个体所表现出的生理特殊性。正如《灵枢　寿夭刚柔》中所说：“人之生也，有刚有柔，有弱有强，有短有长，有阴有阳　　”体质的差异性在很大程度上决定着疾病的发生发展变化、转归预后上的差异及个体对治疗措施的不同反应性。中医体质理论可以用来说明个体对某些病因的易感性、耐受性和发病倾向性，阐释发病原理，解释病理变化，指导辨证和治疗，具有广泛的临床应用价值。

体质因素决定病机的从化。所谓“从化”，就是病情随体质而变化。由于体质的特殊性，不同的体质类型有不同的、潜在的、相对稳定的倾向性，这可称为质势。人体遭受病因的作用时，会在体内产生相应的病理变化，而且不同的病因具有不同的病变特点，这种病理演变趋势称为病势。病势与质势结合就会使病理性质发生不同的变化，这种病势依附于质势，从而使体质发生的转化，称为质化，也就是从化。因为禀性有阴阳，脏腑有强弱，故机体对致病因子有化寒、化热、化湿、化燥等区别。如素体阴虚阳亢者，机体机能活动相对亢奋，受邪后多从热化；素体阳虚阴盛者，机能活动相对不足，受邪后多从寒化；素体津亏血耗者，易致邪从燥化、热化等。

由于体质特征在很大程度上决定着疾病的临床证候类型和个体对治疗反应的差异性，因此，注重体质就成了论治的重要环节，它决定着治疗的效果。临床上同种病变，采取同种治法，有人有效，有人无效，甚至不但无效，反而有害，其原因就在于病同而人不同，体质不同，疗效各异。中医讲究辨证论治，治病求本，实质上包含着从体质上求本治疗之义。由于体质受先天禀赋、年龄、性别、生活条件及情志所伤等多种因素的影响，所以，通常所谓“因人制宜”，其核心就是区别体质而治疗。医生可根据不同人的先天禀赋、性别、年龄、个人身体状况等个体体质状况，量体裁衣，采用个体化方案，制订出针对每个个体的膏方。

体质辨识与膏方调理

中华中医药学会2009年3月26日制订的《中医体质分类与判定》提出的九种体质类型现在被国内研究者所通用。

【平和质】

定义：正常的体质状态，表现为体态适中，面色红润，精力充沛状态。

体质特征：① 形体特征：体形匀称健康。② 常见表现：面色、肤色润泽，头发稠密有光泽，目光有神，鼻色明润，嗅觉通利，口和，唇色红润，不易疲劳，精力充沛，耐受寒热，睡眠良好，胃纳佳，二便正常，舌色淡红，苔薄白，脉和有神。③ 心理特征：性格随和开朗。④ 发病倾向：平素患病较少。⑤ 对外界环境适应能力：对自然环境和社会环境适应能力较强。

成因：先天禀赋良好，后天调养得当。

调理原则：健脾补肾、益气养血、调养心脾。

膏方调理：党参、白术、白芍、茯苓、淮山药、熟地、山萸肉、薏苡仁、丹参、陈皮、柏子仁、怀牛膝、白芍、甘草等。

【气虚质】

定义：由于元气不足，以气息低弱，机体脏腑功能状态低下为主要特征的一种体质状态，不同的脏腑状态又有不同的表现。

体质特征：① 形体特征：肌肉不健壮。② 常见表现：平素语音低怯，气短懒言，肢体容易疲乏，精神不振，易出汗，舌淡红，舌体胖大、边有齿痕，脉象虚缓。③ 心理特征：性格内向、情绪不稳定、胆小不喜欢冒险。④ 发病倾向：平素体质虚弱，卫表不固易患感冒；或病后抗病能力弱易迁延不愈；易患内脏下垂、虚劳等病。⑤ 对外界环境适应能力：不耐受寒邪、风邪、暑邪。

成因：先天本弱，后天失养或病后气亏，如家族成员多数较弱、孕育时父母体弱、早产、人工喂养不当、偏食、厌食，或因年老气衰等。

调理原则：益气养血、健脾补中、调和营卫。

膏方调理：生黄芪、生晒参、西洋参、炒白术、茯苓、当归、陈皮、炒白芍、炙桂枝、麦冬、五味子、防风、炒薏苡仁、大枣、炙甘草等。

【阳虚质】

定义：由于阳气不足、以虚寒现象为主要特征的体质状态。不同的脏腑状态又有不同的表现。

体质特征：① 形体特征：多形体白胖，肌肉不壮。② 常见表现：平素畏冷，手足不温，小便清长，喜热饮食，精神不振，睡眠偏多，舌淡胖嫩边有齿痕、苔润，脉象沉迟而弱。③ 心理特征：性格多沉静、内向。④ 发病倾向：发病多为寒证，或易从寒化，易病痰饮、肿胀、泄泻、阳痿。⑤ 对外界环境适应能力：不耐受寒邪、耐夏不耐冬；易感湿邪。

成因：先天不足，或病后阳亏，如家族中均有虚寒表现，孕育时父母体弱，或年长受孕，早产，或平素偏嗜寒凉损伤阳气，或久病阳亏，或年老阳衰等。

调理原则：温阳健脾益肾。

膏方调理：熟地、肉桂、山萸肉、淮山药、白茯苓、补骨脂、仙灵脾、紫河车、当归、炒白术、炒白芍、红参、麦冬、防风、陈皮、甘草等。

【阴虚质】

定义：由于体内津液精血等阴液亏少，以阴虚内热为主要特征的体质状态。不同的脏腑状态又有不同的表现。

体质特征：① 形体特征：体形瘦长。② 常见表现：手足心热，平素易口燥咽干，鼻微干，口渴喜冷饮，大便干燥，舌红少津少苔，脉细数。③ 心理特征：性情急躁，外向好动，活泼。④ 发病倾向：平素易患有阴亏燥热的病变，或病后易表现为阴亏症状。⑤ 对外界环境适应能力：平素不耐热邪，耐冬不耐夏；不耐受燥邪。

成因：先天不足，或久病失血，纵欲耗精，如家族成员体形多偏瘦，孕育时父母体弱，或年长受孕，早产，或曾患出血性疾病等。

调理原则：滋阴清热、调补肝肾。

膏方调理：枸杞子、杭白菊、杭白芍、生地、山药、山萸肉、丹皮、茯苓、泽泻、石斛、佛手、地骨皮、怀牛膝、制黄精、制首乌、麦冬、陈皮、甘草等。

【痰湿质】

定义：由于水液内停而痰湿凝聚，以黏滞重浊为主要特征的体质状态。

体质特征：① 形体特征：体形肥胖、腹部肥满松软。② 常见表现:面部皮肤油脂较多,多汗且黏,身重不爽,胸闷,痰多,口黏腻或甜,喜食肥甘甜黏,大便正常或不实,小便不多或微混,舌体胖大,舌苔白腻,脉滑。③ 心理特征:性格偏温和稳重恭谦、和达、多善于忍耐。④ 发病倾向:易患消渴、中风、胸痹等病证。⑤ 对外界环境适应能力:对梅雨季节及湿环境适应能力差。

成因:先天遗传,或后天过食肥甘。

调理原则:健脾理气,化痰渗湿。

膏方调理:苍术、白术、川朴、陈皮、姜半夏、茯苓皮、生薏苡仁、炒薏苡仁、炒扁豆、瓜蒌皮、桔梗、胆南星、大腹皮、枳壳、绞股蓝、太子参、泽泻、广木香、浙贝等。

【湿热质】

定义:以湿热内蕴为主要特征的体质状态。

体质特征:① 形体特征;形体偏胖或苍瘦。② 常见表现:平素面垢油光,易生痤疮粉刺,舌质偏红,苔黄腻,容易口苦口干,身重困倦,体偏胖或苍瘦,心烦懈怠,大便燥结,或黏滞,小便短赤,男易阴囊潮湿,女易带下增多,脉象多见滑数。③ 心理特征:性格多急躁易怒。④ 发病倾向:易患疮疖、黄疸、火热等病证。⑤ 对外界环境适应能力:对湿环境或气温偏高,尤其夏末秋初,湿热交蒸气候较难适应。

成因:先天禀赋,或久居湿地、善食肥甘,或长期饮酒,火热内蕴。

调理原则:泻肝平胃,清利湿热。

膏方调理:龙胆草、焦山栀、黄芩、黄柏、知母、天竺黄、生薏苡仁、紫草、茜草、苦参、枳壳、陈皮、竹沥、半夏、茯苓、竹茹、泽泻、车前子、生甘草等。

【血瘀质】

定义:血瘀质是指体内有血液运行不畅的潜在倾向或瘀血内阻的病理基础,并表现出一系列外在征象的体质状态。

体质特征:① 形体特征;瘦人居多。② 常见表现:平素面色晦暗,皮肤偏暗或色素沉着,容易出现瘀斑,易患疼痛,口唇暗淡或紫,舌质暗有点、片状瘀斑,舌下静脉曲张,脉象细涩或结代。③ 心理特征:

性格心情易烦，急躁健忘。④ 发病倾向：易患出血、瘕、中风、胸痹等病。⑤ 对外界环境适应能力：不耐受风邪、寒邪。

成因：先天禀赋，或后天损伤，忧郁气滞，久病入络。

调理原则：理气化瘀，调养心脾。

膏方调理：桃仁、红花、生地、当归、川芎、枳壳、桔梗、赤芍、川楝子、延胡索、玫瑰花、绿萼梅、虎杖、广地龙、茜草、陈皮、炒白术、淮山药、甘草等。

【气郁质】

定义：由于长期情志不畅、气机郁滞而形成的以性格内向不稳定、忧郁脆弱、敏感多疑为主要表现。

体质特征：① 形体特征：形体瘦者为多；② 常见表现：性格内向不稳定、忧郁脆弱、敏感多疑，对精神刺激适应能力较差，平素忧郁面貌，神情多烦闷不乐，胸胁胀满，或走窜疼痛，多伴善太息，或嗳气呃逆，或咽间有异物感，或乳房胀痛，睡眠较差，食欲减退，惊悸、怔忡，健忘，痰多，大便多干，小便正常，舌淡红，苔薄白，脉象弦细；③ 心理特征：性格内向不稳定、忧郁脆弱、敏感多疑；④ 发病倾向：易患郁证、脏躁、百合病、不寐、梅核气、惊恐等病证；⑤ 对外界环境适应能力：对精神刺激适应能力较差，不喜欢阴雨天气。

成因：先天遗传，或因精神刺激，暴受惊恐，所欲不遂，忧郁思虑等。

调理原则：疏肝解郁，条达安神。

膏方调理：淮小麦、炙甘草、大枣、柴胡、枳壳、陈皮、青皮、制香附、玫瑰花、绿萼梅、合欢花、炒枣仁、柏子仁、炒白芍、炒白术、广地龙、佛手、连翘、桔梗、当归等

【特禀质】

定义：表现为一种特异性体质，多指由于先天性和遗传因素造成的一种体质缺陷，包括先天性、遗传性的生理缺陷，先天性、遗传性疾病，过敏反应，原发性免疫缺陷等。其中对过敏体质概念的表述为在禀赋遗传的基础上形成的一种特异体质，在外界因子的作用

下，生理机能和自我调适力低下，反应性增强，其敏感倾向表现为对不同过敏原的亲和性和反应性呈现个体体质的差异性和家族聚集的倾向性。

体质特征：① 形体特征：无特殊，或有畸形，或有先天生理缺陷。② 常见表现：遗传性疾病有垂直遗传，先天性、家族性特征；胎传性疾病为母体影响胎儿个体生长发育及相关疾病特征。③ 心理特征：因禀质特异情况而不同。④ 发病倾向：过敏体质者易药物过敏，易患花粉症等；遗传疾病如血友病，先天愚型等；胎传疾病如“五迟”、“五软”、“解颅”、胎寒、胎热、胎赤、胎惊、胎肥、胎痫、胎弱等。⑤ 对外界环境适应能力：适应能力差，如过敏体质者对过敏季节适应能力差，易引发宿疾。

成因：先天因素、遗传因素，或环境因素、药物因素等。

经辨证治疗后酌情服用膏方。

防病治病

补虚扶弱，救偏却病

凡气血不足，五脏亏损，体质虚弱，或因外科手术，产后以及大病，重病，慢性消耗性疾病恢复期出现各种虚弱诸证，无论是因虚致病，还是因病致虚者，均宜服用膏方，服用膏方后能有效促使虚弱者恢复健康，增强体质，改善生活质量。

抗衰延年

老年人气血衰退，精力不足，脏腑功能低下者，可以进补膏方，以抗衰延年。中年人由于机体各脏器功能随着年龄增加逐渐下降，而工作压力和家庭负担，生活变故等社会、心理因素的压力都在上升，容易未老先衰，如头发早白，头晕目眩，耳鸣眼花，腰疼腿软，神疲乏力，心悸失眠，记忆衰退等，需及时健康投资，首选进补膏方，以增强体质，防止早衰。

纠正亚健康状态

膏方以补为主，纠偏却病，对调节阴阳平衡，纠正亚健康状态，使人体恢复到最佳状态的作用最为显著。尤其是经常在节奏快、压力大的环境中工作、生活，精力“透支”而出现头晕、腰酸、疲倦乏力、头发早白等亚健康状态的，长期服用膏方可以达到改善或消除症状，增强抗病能力。

防病治病

膏方最大特点是因人处方，“量身定做”，对症下药。对于体质偏虚，易于生病者，膏滋方可以从整体上对其体质进行调理。对于慢性病患者，可利用膏滋方保健、预防、治疗和康复。对于久病、慢性患者，特别是对那些病程较长、容易反复变化的呼吸系统、心脑血管系统、消化系统、风湿免疫系统、内分泌系统和造血系统等疾病有较好疗效，如慢性支气管炎、肺气肿、冠心病、贫血、消瘦、糖尿病及中风后遗症、关节疼痛类疾病等，在相对缓解期服用，可提高机体的免疫力、改善心脑血管供血、减少急性期病情发作，治疗疾病。此外，对肿瘤放、化疗后予以膏方治疗，既能够增强体质、增加抵抗力，又能够减少肿瘤放、化疗的副反应。

现代医学研究发现膏方可激发机体免疫力、提高机体适应性、改善脏器功能及调节机体神经、血液、内分泌的功能。

- ✧ 增强免疫功能：应用某些膏方可以激发机体免疫系统，增强机体对外界刺激的抵抗力。中药中的人参、黄芪等皆具有增强机体免疫机能的作用，当气虚的人服用含有这些药物的膏方时，通过促进机体的免疫功能，减少了疾病的发生。
- ✧ 提高机体的适应性：如含有三七、灵芝等药物的膏方具有提高机体适应性的功能，可调节各脏腑功能于平衡。
- ✧ 改善内分泌紊乱：下丘脑　垂体　性腺轴、下丘脑　垂体　甲状腺轴和下丘脑　垂体　肾上腺轴对调节机体内分泌有着十分重要的作用。而含有龟板胶、蛤蚧等中药的膏方，能很好地发挥其调节的功能。
- ✧ 改善造血和骨骼系统的作用：含鹿角胶或阿胶等中药的膏方，能促进红细胞的生成、骨髓细胞的再生，防止化疗或放疗造成的白细胞减少，并能促进骨折愈合。

✧ 增强心脑肾功能：含有当归、天麻等中药的膏方能改善动脉血管硬化，扩张血管，增加重要器官心脑的有效血液供应；含党参、黄芪等中药的膏方能有效改善肾脏的血流量以增强肾功能。

康复养生

天人相应与膏方

中医理论认为，自然界有五运六气的变化，而人体五脏六腑之气亦随着五运六气的变化作出适时的反应，此即“天人相应”。据此，提出了“春夏养阳，秋冬养阴”学说。一般而言，自然界的一切生物均顺应时令，形成了“生、长、化、收、藏”的规律，人体亦应对此规律作出反应。择时施治就是在“春夏养阳，秋冬养阴”理论的基础上形成的，包括了冬病夏治、冬令膏方等具体施治法则。《素问·四气调神大论》云：“是故圣人不治已病治未病，不治已乱治未乱。”冬病夏治及冬令膏方充分体现了祖国医学“治未病”的思想。冬令膏方是冬病夏治的延续，是在疾病初步得到缓解后或刚从急性发作期缓解者，利用冬至经三九寒冬到春分这个时间段，进行再一次预防性调摄的一种独特方法。在中医看来，经过炎热的夏季和收获的秋季，冬季是万物收藏的季节。此时，人的机体也全面进入调整状态，气脉流动趋于缓慢，称为冬藏；《素问　四气调神大论》说：“此冬气之应，养藏之道也。”表明在冬季，应无扰于体内的阳气，腠理不要开泄，勿使潜藏的阳气向外发泄。利用冬令收藏之时，采用“秋冬养阴”之法是极其必要的。补阴的代表药应属胶类，如阿胶、龟板胶、鹿角胶等。所以，在冬藏之时，调理阴阳、气血，可为次年达到长期阴阳平衡，五脏六腑协调，求得气血和顺，百病不生。所以冬令服用膏方是我国传统的祛病强身、延年益寿的好方法。

四季养生与膏方

黄帝内经将顺应四时、因时施养看作是养生及治未病的基本原则。“故智者之养生也，必顺四时而适寒暑，和喜怒而安居处，节阴阳而调刚柔。”认为养生、治未病只有顺应自然四时阴阳之气的消长规律，才能达到却病延年的目的，膏方的选用也不例外。

- 春季养生与膏方：唐代著名医学家孙思邈在《备急千金要方》中曾指出，春天饮食应“省酸增甘，以养脾气”。指出春天要少吃酸味的食品，多吃点甘味的食品，以补益人体的脾胃之气。甘味食物能滋补脾胃，而酸味入肝，其性收敛，多吃不利于春天阳气的生发和肝气的疏泄。李时珍在《本草纲目》中根据“春夏养阳”的原则，提出春月宜用辛温之药，如薄荷、荆芥之类，以顺春升之气。根据以上原则，春季应选用有利于人体阳气升发的药物制膏，且膏不宜过于滋腻和黏稠。
- 夏季养生与膏方：夏季气候炎热而又多雨，故暑热夹湿，脾胃受困，食欲不振，人的消化功能相对较弱。中医认为“脾主长夏”、“暑必夹湿”，故夏季养生，宜坚持益气滋阴、健脾养胃、清暑化湿的清补原则，夏季制作膏方也宜选用有助于消化、补而不腻之品。
- 秋季养生与膏方：秋季的主气是“燥”，肺属燥金，肺喜润而恶燥。故燥易伤肺，燥邪耗伤津液，会出现一派干涸的现象，如鼻干、喉干、咽干、口干、舌干、皮肤干燥皲裂，大便干燥、艰涩等。而膏方的滋润之性非常符合秋季养生治未病。李时珍在《本草纲目》中根据“秋冬养阴”的原则，提出秋月宜加酸温之药，如芍药、乌梅之类，以顺秋降之气，组方制膏时可作参考。
- 冬季养生与膏方：《素问　四气调神大论》指出“冬三月，此谓闭藏，水冰地坼，无扰乎阳”。冬季人体阳气收藏，气血趋向于里，皮肤致密，阳热之气在内，不能发越于外，反易消灼阴精。所以《内经》指出“秋冬养阴”的养生原则，此时适时进补，会起到养精蓄锐的作用。从这个意义上说，故冬季最应服用膏方。慢性病患者、老年人、亚健康状态人群等选择冬令时节进补膏方，及时补充人体的阴阳气血津液，可收事半功倍之效。

互动学习

您知道老年人的生理病理特点吗?

老年人的生理与病理特点主要表现为老年期机体生理机能与代谢的减退。随着年龄的增长,人体各器官及组织细胞的功能出现退行性变化或衰退,个体生理性衰老具有全身性、进行性、衰退性和内在性等基本特征。

中医对老年人生理病理特点怎么看?

中医认为,人体生理功能的发挥是以五脏(六腑)为中心展开,连及四肢、百骸,与五体、五官、九窍存在着有机的联系。“年老之人,痿瘁为常。”老年人的主要生理特点是脏腑功能痿瘁。痿瘁,即衰老,是人体脏腑组织、四肢百骸功能衰退。因人体是一个有机的整体,脏腑与五体、五官、九窍之间存在着有机的联系,脏腑的衰老使外表体窍也表现出衰老退化的征象。

老年病的病因病机特点有哪些?

老年病的病因病机特点是在老化基础上容易发生如高血压病、冠心病、脑血管病、糖尿病及恶性肿瘤等疾病以及与老化直接相关的老年人特有疾病,如痴呆、变形性关节病、白内障等。其主要的病机变化特点为:多脏受损,阴阳并虚,脏虚腑滞、虚实夹杂。

您了解老年病的病证特点吗?

老年病的病征特点是由于多种生命基本物质的亏虚,多脏腑功能虚损,气血凝滞,五志过极,痰浊内生,诸害易侵,导致以虚为基础、虚实夹杂、多种慢性病并存。主要有多病并存、多证相兼与虚实夹杂、缠绵难愈。

您知道膏滋方的理论基础吗?

《黄帝内经》中“春生、夏长、秋收、冬藏”的养生原则为膏滋方的应用提供了理论基础。此书中阐述了两个学说。

“天人相应”学说:中医学认为人体是一个有机整体,既要强调人体内部环境的统一性,又要注重人与外界环境的统一性,使内外环境达到整体和谐、协调统一。因此,中医治疗疾病,强调必须从实际出发,即是必须根据当时的季节,环境、人的体质、性别、年龄等实际情况,制定和确定适当的治疗方法。

精气神学说:《内经》认为精气神是人体活动的根本,保养精、气、神是养生、长寿的主要原则。中医膏滋方正是在这种精气神学说的指导下确定的,膏剂黏稠,在体内吸收慢,停留时间长,比其他剂型能更好地发挥滋养作用。

中医膏方对老年人健康养生的作用有哪些呢?

✧ 体质调理:中华中医药学会提出九种体质类型,即平和质、气虚质、阳虚质、阴虚质、痰湿质、湿热质、瘀血质、气郁质、特禀质。不同的人对应不同的体质,不同的体质都有相应的膏方进行调理。

✧ 防病治病:主要为补虚扶弱,救偏却病;抗衰延年;纠正亚健康状态;防病治病。现代医学研究发现膏方可激发机体免疫力、提高机体适应性、改善脏器功能及调节机体神经、血液、内分泌的功能。

✧ 康复养生:中医理论认为,"天人相应",并据此提出了"春夏养阳,秋冬养阴"学说。《黄帝内经》将顺应四时、因时施养看作是养生及治未病的基本原则,认为只有顺应自然四时阴阳之气的消长规律,才能达到却病延年的目的,膏方的选用也不例外。

拓展学习

➢ 书目推荐

(美)赫思.2012.老年病病例教程.张存泰译.北京:人民卫生出版社.

李建生.2008.临床中医老年病学.北京：人民卫生出版社.
郭海英等.2009.中医养生学.北京：中国中医药出版社.
陈勇毅等.2006.老年病中医保健.北京：人民卫生出版社.
罗卓洲.2010.中医中老年养生保健.镇江：江苏大学出版社.

➢ 网站推荐

半岛养生：http://ys.bandao.cn/lnb/
健康资讯：http://www.jttop.com/book/jb/43/index.shtml
天下养生网：http://www.isapt.com/sort/90/1.html
中华中医药学会：http://www.cacm.org.cn/coboportal/portal/channel_jkkc.ptview
中医文化之老年养生（视频教学）：http://www.tudou.com/programs/view/ZkfoNBAlkSs

➢ 延伸阅读

一、治未病

① 有预防的含义。例如《素问遗篇·刺法论》有内服药预防疫病的方法。② 有早期治疗的意义。古代医家说中风有预兆，如头目眩晕，大拇指和次指麻木，或口眼和肌肉不自主地跳动，过一个时期有中风的可能，须预先服药，以防突然中风。③ 掌握疾病发展的趋向。疾病在五脏的某一脏，从其趋向来看，可能会影响到另一脏，例如肝气郁结证，防止肝病传脾，可用健脾的治法，但须与治肝药同用。

二、因时、因地、因人制宜

制宜就是对于病证要按照季节、地区以及人体的体质年龄不同，而制定适宜的治疗方法。① 因时制宜：四季的气候变化，对人体产生一定的影响，治疗也应注意气候的特点。例如：夏季气候炎热，腠理开泄，对于患风寒感冒者不能过用辛温，以免汗多而耗散阳气，损伤津液。冬季气候寒冷，腠理致密，对于患风寒感冒者用辛温药可以稍重，使风寒从汗而解，但也须考虑患者的体质。② 因地制宜：我国国土辽阔，各个地区的气候不同。南方炎热多雨地区，患者往往出现湿热证候，治疗须兼顾湿热；北方少雨干燥，有时出现燥证，须区别凉燥、温燥进行治疗。而且某些地区还有地方病，更须加以注意。③ 因人制宜：各人的具体情况不同，在治疗时要针对具体情况灵活掌握。例如：性别方面，男女的生理不同，各有特殊疾患，治疗时要考虑其生理、病理的特点；年龄方面，小儿脏腑柔弱，老人气血衰少，各有其常见疾病；体质方面，每个人的先天禀赋和后天调养往往不同，所以身体素质也不同，不但强弱不同，体质也有偏寒偏热或素有某种慢性疾病等的不同。

第三章 老年人膏方组方及治疗

我国有许多书籍都记载了膏方的组方及治疗，如《黄帝内经》、《本草纲目》。我们在这一章中，主要介绍的是适用于老年人的膏方组方及治疗，具体的内容包括组方的原则及注意事项、常见病证的膏方治疗，最后还会介绍一些近代中医名家的老年病膏方。

知识点汇总

➢ 知识点：学习前的小试验

我们每个人每天或多或少都有一些不适症状，比如视力下降、耳鸣、健忘等。那么，您知道自己出现的病证可以用哪些对应的膏方来调理吗？结合实际健康状况，学习理论知识前，我们可以先来做个小试验，看看理论知识是否可以应用到实际生活中。

准备好纸、笔。先在纸上大致画出人体形态，然后在对应的人体各处写上您目前出现的病证。

学习完本章之后，再将这些病证与本章的老年人常见病证的膏方治疗进行比较，看看您适宜用哪种膏方进行调理。这样一来，我们不仅对自己的病证更加了解，对于常见病证的膏方治疗也有了基本的认知。

老年人膏方组方的原则

➢ 膏方应以“调”为首

膏滋药以“调”为首，即应以调和气血、调节脏腑功能为核心。气血流通是生命活动的重要条件，人体的阴阳平衡是通过气血的作用来调节的，所以，益寿延年的基本原则是保持体内气血流畅不息，以保持阴阳动态平衡。

通过膏方调理，可使气血流通，生化有源，脏腑协调，阴阳平衡，从而达到祛病强身的目的。对健康者来说，可调整其阴阳，延缓其衰老；对慢性病者来说，可调整其脏腑功能，疏导气血，使原有的疾病逐渐痊愈。

膏方调理有以下原则：

✧ 升降适度，从中焦着手：脾胃同居中焦，一脏一腑，互为表里，通连上下，是人体气机升降出入运动的枢纽。脾土运化宜升，胃主受纳宜降，故叶天士说：“脾宜升则健，胃宜降则和。”说明脾胃的健运，全赖于“升降”。因此，调理中焦时要注重气机的升降，脾气虚弱则升提，胃失和顺则降气，脾胃不和则协调升降。遵先辈之经验，在膏方中用药多平和，从中焦着手。处方时升降药物常配合使用，如提升药物之中的柴胡、枳壳，降气药物中的旋覆花、代赭石等。为防壅滞之弊，在使用补中益气药物的同时，常会加上行气宽中、通达气机的药物，如归脾丸中的木香、六君子汤中的陈皮、参苓白术散中的砂仁等。

✧ 调和气血，贵在流通：医生开膏方时要注意调整人体阴阳气血之平衡，气血同调，以保持气血的流通，达到气机的升降出入正常。气血以“气通血活”为贵，其着眼点在于“通”字，以通为补。若因气血亏虚而致病者当应“虚则补之”，如因气血凝滞为病者则视其病因采取或活血，或温经，或通络的方法，以“疏其血气，令其条达而致和平”为原则。

✧ 寒温搭配、动静相合、升降浮沉协调平衡：“寒者热之，热者寒之”临床处方既要遵循理论，又要兼顾临床实际。人体是阴阳的统一体，时刻处于动态平衡之中。在病态状况下，更需注意阴阳平衡的调节。如果不考虑人体本身的调节，见寒而投一派温热，则易动龙雷之火；见阳热而投一派寒凉，则脾胃生化之气被戕。这就是《素问　汤液醪醴论》所说的所谓“病为本，工为标，标本不得，邪气不服”。

➢ 膏方当以“平”为期

以“平”为期，即以平衡为目的。吴鞠通：“治中焦如衡，非平不安。”“平”即是平衡，即要注意人体脏腑、气血、阴阳各方面的不足要使其恢复到动态平衡状态。在中医理论里，脾胃通过受纳、运化、升降，以化生气血津液而奉养周身，因此脾胃被称为人体“后天之本　　气血生化之源”。脾胃的功能健旺，则人体健康，故一代宗师张仲景有“四季脾旺不受邪，即勿补之”之说。脾气健运，化源充足，气血旺盛，脏腑形体四肢百骸得养，则正气存自，抗病力强，故谓“欲实元气，当调脾胃”。

膏方进补的根本目的是让人体摄取营养，从而达到调补气血、恢复阴阳平衡状态。而胃肠是人体之本，如果胃肠功能欠佳，那么进补再多也是补之无益，反而会加重脾胃负担，出现消化不良、胸闷、腹胀等副反应，即所谓“虚不受补”。因此，膏方要把呵护脾胃放在首要地位，应当重视健脾运胃的方法。

脾胃同举，燥湿相济

脾与胃共居中焦，功能相辅，病则相牵。脾病不运则胃难和降；胃病不纳则脾难健运，脾喜燥恶湿，胃喜润恶燥，健脾当忌柔用刚，和胃当忌刚用柔。正如叶天士所云："太阴湿土得阳始运，阳明燥土得阴自安。"所以对温燥及寒润药物的使用，必须非常慎重，以防出现胃燥津伤或湿困脾阳的弊端。膏方应以刚柔相宜，燥湿相济为原则。如白术与白芍相伍，既可健脾阳又不燥胃津；如有胃阴不足的征象，可以淮山药、香扁豆健脾和胃，加以石斛、南沙参、玉竹润养胃阴；遇到湿困脾胃之时，可加用苍术、佩兰温燥以祛湿。

动静相合，补而勿滞

补以静为主，但膏方应动静相合，以防止静药过分滋腻，阻碍中焦之气的运化。特别是脾胃功能原先薄弱之人，更不耐养阴滋腻及苦寒之品。若不加留意，非但滋补之功能不能实现，而痞满、瞋胀、泄泻诸症蜂起，反而有损健康。故我们常于滋腻膏方中配合砂仁、神曲、麦芽、谷芽消导运化，补气药中参以陈皮、枳壳、佛手等以免参芪之满中，脾胃素虚者，常于膏方中加入茯苓、白扁豆、山药、豆蔻、益智仁等健脾益胃之品。

服用膏滋之前，我们会指导患者食用一些健脾助运之药或健脾和胃、消食理气的食物，如莲子、薏苡仁、大枣、核桃肉、龙眼肉、百合等。药食兼优的芡实、山药是调理脾胃的佳品，可用芡实炖牛肉，或以山药、大枣、花生拌红糖炖服。脾胃强则诸脏强，能帮助药物吸收。其作用主要为让患者对膏滋药的消化吸收创造条件，做到动静结合，使补而不滞。

老年人膏方组方应注意的事项

➤ 注重养护脾胃

脾胃为"后天之本"。老年人开制膏方时，大部分药方用了补脾气的药，如香砂六君子汤和内金散加减，湿重者加苍术、泽泻、鹿蹄草、薏苡仁;养胃阴的药以石斛最常用,因其养阴不碍胃、不恋邪,阴伤更重者则以沙参麦冬汤化裁。膏方中常加入红枣、荷叶、六神曲、北秫米、糯米等养胃以助健运,很少用腥臭味较重的药物。只有脾胃健旺,胃能受纳,脾能腐熟转输,方能被消化吸收,而收治病之效。正如经文中所说:“脾胃乃气血化生之源,五脏之精气皆赖脾胃运化、转输,皆需脾胃化生后天水谷精微的补充,若脾胃化源乏竭则灾害至矣。”这就是强调脾胃的重要性。

➢ 注重调畅气机

脾胃居中焦,是人身气机升降之枢纽,脾气宜升,胃气宜降,升降有度,则气血调和,亦无呃逆之患。在治疗中,当以升脾气为主,我们除了健脾气、养胃阴、理气滞、化脾湿以从根本上调和气机、补养气血外,还注重用升清阳、降浊气之品,如荷叶升脾阳,清暑热;旋覆花、枇杷叶、沉香、莱菔子降逆气,下浊气,以恢复脾胃的常态。

➢ 强调整体调理

整体调理是中医防治疾病的重要理念和方法,它的提出无疑是基于中医理论的基石之一——整体观。这种整体观念的思维方法应用于中医临床,就形成了全面考虑、整体调理的诊治方法,而这种方法尤其适用于老年病多病并存、多证相兼和虚实夹杂的复杂病证特点,因为只有从整体出发,全面考虑、综合分析,才能从复杂的病证中找出需要首先干预的主要矛盾,也只有采用整体调理的防治方法,才能照顾到所有病证,避免顾此失彼,有助于机体从整体上恢复阴阳平衡的稳态。

➢ 辨证论治

中医学认为,任何事物都是阴阳对立统一的,人体也是一样,健康就是机体的阴阳平衡，疾病就是机体的阴阳失衡，这是中医辨证法的基础。基于这样的高度简化的疾病观，就较易解决复杂的疾病问题。无论疾病有多复杂，如老年人集多病并存、多证相兼、虚实夹杂于一身，但根据阴阳的理论，总能分出阴阳对立的双方，并找出阴阳矛盾优势的一方和弱势的一方，所以在八纲辨证中，阴阳是总纲。辨证论治就是根据中医的疾病辨证观把复杂疾病简单化的最好方法，同时这也是处理老年病复杂情况的最佳方法。辨证论治是中医理论的精髓，也是老年病研究的重中之重。尤其在证候规范化研究的今天，符合老年病特点的辨证论治和个体化治疗研究更应加以重视。

➢ 身心同调

情志是指人的喜、怒、忧、思、悲、惊、恐七种基本情绪，情志活动是人类正常的生理现象，是人对外界刺激和体内刺激的保护性反应，正常情况下，不会致病，但情志活动宣泄太过，同样也可以致病。情志致病是中医病因学说的重要组成部分，调理情志也是中医药的传统治疗优势之一。老年病的治疗更离不开情志疗法。中医传统上就十分重视情志对疾病的影响，对情志致病、情志疗法等有许多专门论述，并在临床实际中十分重视调理情志，做到身心同调。如《素问　举痛论》曰："余知百病生于气也，怒则气上，喜则气缓，悲则气消，恐则气下，寒则气收，炅则气池，惊则气乱，劳则气耗，思则气结。"《诸病源候论　气病诸候》中有"结气病者，忧思所生也。心有所存，神有所止，气留而不行，故结于内"的论述。《丹溪心法　六郁》曰："气血冲和，万病不生，一有怫郁，诸病生焉，故人生诸病多生于郁。"朱丹溪认为情志不疏，气机不畅，气血失和是导致各种情志内伤疾病的原因所在，并创制了越鞠丸以治疗郁症，至今仍为临床常用药。当前在老年病的研究中，对情志因素自身及其对老年躯体疾病的影响，认识和干预还很不够，进行身心同调的研究不多。这是中医传统优势在当代临床老年病中的缺失，将不利于老年病在临床和科研中的发展。

➤ 治未病

由于老年病的缠绵难愈性，许多疾病只能控制不能治愈，故预防研究就显得更加重要。防治并举、防重于治、寓防于治的“治未病”思想正是传统中医理论的核心思想之一，也是中医药的优势领域之一。《黄帝内经》中早已指出，不治已病治未病者才是良医上工，并在《素问　上古天真论》中以大量篇幅论述了养生的原则、方法和重要性，希望人们能通过养生达到防病延年的目的。以后历代皆有发展，出现了诸多养生防病的方法，如五禽戏、针灸推拿、太极拳、食疗药膳、药物养生等，这些也成为今天延缓衰老研究及各级预防研究的重要组成部分。当前，中医界已经认识到中医药“治未病”思想的重要性和优势地位，国家也在研究上予以政策倾斜，“治未病”思想成为当前中医药亚健康干预的重要理论来源。在老年病研究中应当注意贯彻“治未病”的思想和方法，加强老年病的预防研究，处方用药也要考虑治中有防，“先安未受邪之地”。只有这样，才能减少老年病的患病率、复发率，从根本上应对老年病的缠绵难愈性。

总之，膏方服用方便，而且气血并补、阴阳同调、有补有消，适用于脏腑阴阳气血亏损，尤以脾胃亏损严重，不足以腐熟药丸以及虚实夹杂的患者；且膏方药物有效成分集中，宜于治疗病情较重的患者。我们只有充分认识老年病的主要病证特点，立足中医药防治老年病的主要优势进行，合理用药膏方则能达到治病防病、延年益寿的目的。

老年人常见病证的膏方治疗

慢性疲劳

多由机体阴阳失调、脏腑功能紊乱、气机运动失常所致。

躯体性疲劳

工作时间过长、体力劳动过度、体育运动量过大等所致。治疗从补益肺脾之气、振奋精神入手。

推荐膏方：党参、黄芪、黄精、山药、茯苓、刺五加、绞股蓝、大枣、浮小麦、炙甘草、龙眼肉、白参、阿胶、冰糖。

脑力性疲劳

学习时间过长、压力过大、经常熬夜或伏案工作过长所致。治疗宜补肾益精、健脑安神为主。

推荐膏方：熟地黄、何首乌、桑椹、枸杞、山茱萸、山药、茯神、远志、菟丝子、炙甘草、黑芝麻、胡桃仁、白参、鹿角胶、紫河车、牛骨髓、冰糖。

精神性疲劳

心情压抑，整天做一些自己不愿意做的事情，伴有失眠、抑郁、心悸等多种病证。治疗以疏肝理气、解郁增力。

推荐膏方：柴胡、白芍、当归、枳壳、郁金、山药、金橘叶、佛手、青皮、玫瑰花、腊梅花、茯神、柏子仁、玉竹、莲子心、炙甘草、西洋参、鳖甲胶、阿胶、冰糖。

反复感冒（缓解期）

多由肺脾两虚、卫表失固，御邪能力减弱有关。治疗以补益肺脾之气入手。

推荐膏方：党参、黄芪、白术、防风、黄精、绞股蓝、麦冬、五味子、大枣、山药、杏仁、陈皮、砂仁、炙甘草、白参、阿胶、红糖、蜂蜜。

失眠（亚健康）

对处于亚健康状态的失眠患者，治疗通常以养血调肝，宁心安神为主。

推荐膏方：党参、白术、茯神、何首乌、丹参、酸枣仁、远志、合欢花、百合、柏子仁、浮小麦、炙甘草、当归、郁金、夜交藤、灵芝孢子粉、西洋参、阿胶、冰糖。

失眠（心肝火旺）

中医有“五志化火”之说，指过分熬夜、脑力劳动过度，引动“心火”；心情过于压抑或情绪激动等致肝郁化火，心肝火旺，则心烦悸不安，失眠，口干口苦，急躁易怒，或伴胸胁、少腹胀满。宜清肝泻火，理气和血安神。

推荐膏方：牡丹皮、山栀子、黄连、麦冬、莲子心、当归、川芎、知母、墨旱莲、柴胡、郁金、香附、珍珠母、朱灯心草、枸杞子、菊花、干地黄、夜交藤、灵芝孢子粉、西洋参、阿胶、鳖甲胶、冰糖。

头痛（气血两虚）

头痛头重或绵绵作痛，头晕目眩，心悸乏力，气短懒言，面色萎黄或晄白，爪甲无华。舌淡，苔白，脉虚软。治以大补气血。

推荐膏方：党参、黄芪、白术、茯苓、炙甘草、当归、熟地黄、川芎、升麻、蔓荆子、枸杞子、紫河车、牛骨髓、白参、西洋参、阿胶、冰糖。

头痛（肝阳上亢）

头胀痛易怒，性情急躁，咽干口苦，腰酸胁胀，双下肢乏力。舌红少津，苔薄白，脉弦细。治以平肝潜阳，滋补肝肾。

推荐膏方：天麻、钩藤、川芎、夏枯草、丹皮、白蒺藜、干地黄、石决明、枸杞子、菊花、怀牛膝、丹参、天门冬、牛骨髓、西洋参、龟板胶、冰糖。

冠心病（气滞血瘀型）

心前区或胸骨后痛胀，时发时止，胸闷胁胀，口唇紫绀，脉弦细。治疗以活血化瘀、行气通络。

推荐膏方：桃仁、红花、青皮、赤芍、丹参、当归、川芎、枳壳、延胡索、柴胡、降香、郁金、檀香、红参、三七、鳖甲胶。

冠心病（心阳不足型）

心悸、怔忡，气短乏力，胸闷或胸痛时作，畏寒肢冷，舌质青紫或紫暗，苔淡白，脉沉细或结代。治疗以益气温阳，散寒通脉。

推荐膏方：桂枝、肉桂、薤白、细辛、川芎、丹参、当归、附子、干姜、党参、刺五加、炙甘草、赤芍、红参、鹿角胶、阿胶、蜂蜜。

冠心病（气阴两虚型）

胸痛，心悸，气短乏力，汗出口干，五心烦热，舌红苔少，脉细弱。治疗以益气养阴，活血通络。

推荐膏方：太子参、麦冬、五味子、黄精、玉竹、干地黄、炙甘草、三七、灵芝孢子粉、白参、西洋参、龟板胶、鳖甲胶、冰糖。

原发性高血压病（肝阳上亢型）

血压升高，头晕头胀，眩晕耳鸣，目涩口干，腰酸膝软，手足心热，舌红少苔，脉弦细数。治以平肝潜阳。

推荐膏方：天麻、钩藤、牡蛎、夏枯草、丹皮、罗布麻叶、干地黄、决明子、枸杞子、菊花、龟板胶、冰糖。

原发性高血压病（肝肾阴虚型）

血压升高，头晕目眩，视物模糊，腰酸膝软，失眠，咽干少津。舌质红，苔少，脉细弱。治以滋补肝肾。

推荐膏方：墨旱莲、女贞子、黑芝麻、何首乌、丹皮、罗布麻叶、干地黄、决明子、枸杞子、菊花、北冬虫夏草、龟板胶、冰糖。

中风后遗症（气虚血淤痰凝型）

偏瘫，言语不利，感觉减退或消失。舌淡紫，苔白，脉细涩。治以益气活血，化瘀通络。

推荐膏方：黄芪、当归、鸡血藤、赤芍、桑寄生、丹参、郁金、桃仁、红花、地龙、豨莶草、桂枝、续断、牛膝、炙甘草、胆南星、炒白芥子、白

参、阿胶、鳖甲胶、冰糖

盗汗

寐中头、颈、胸、背或全身出汗，心烦身热，咽干。舌质红，脉细数。中医认为当滋阴止汗或益气养阴止汗。

推荐膏方：干地黄、熟地黄、桑椹、山茱萸、麦门冬、天门冬、女贞子、山药、知母、黄柏、牡蛎、五味子、浮小麦、西洋参、龟板胶、鳖甲胶、冰糖。

自汗

头、颈、胸或全身时时汗出，活动后加重，怕风，平素容易感冒，倦怠乏力，面色苍白。舌质淡，苔白，脉细弱。治以益气固表止汗。

推荐膏方：黄芪、白术、防风、山药、仙鹤草、浮小麦、麻黄根、大枣、龙眼肉、牡蛎、龙骨、白果、五味子、茯苓、陈皮、炙甘草、莲须、白参、阿胶、蜂蜜。

便秘（气虚或阳虚型）

便秘不畅，排便无力，汗出气短，四肢不温或畏寒肢冷，精神疲乏。舌质淡，苔白，脉细弱。治以益气温阳通便。

推荐膏方：党参、黄芪、白术、菟丝子、山药、枳实、大枣、炙甘草、肉苁蓉、桃仁、郁李仁、火麻仁、白参、阿胶、鹿角胶、蜂蜜。

便秘（阴血亏虚型）

大便干结难解，甚则周旬一解。伴头晕目眩，心悸健忘，咽干舌燥。舌质淡或暗红，苔少，脉细。治以养血益阴，润燥通便。

推荐膏方：干地黄、熟地黄、当归、白芍、何首乌、桑椹、杏仁、火麻仁、大枣、枳实、玄参、墨旱莲、女贞子、麦门冬、天门冬、五味子、阿胶、鳖甲胶、蜂蜜。

慢性胃炎（肝气犯胃型）

胃脘胀满疼痛，胁胀，嗳气泛酸，恶心，善太息，易急躁，情绪不好后症加重。舌质淡红，苔薄白，脉细弦。治以疏肝解郁，理气和胃。

推荐膏方：陈皮、枳实、柴胡、木香、砂仁、沉香曲、佛手、厚朴、郁金、延胡索、炙甘草、白芍、白参、阿胶、饴糖。

慢性胃炎（脾胃虚弱型）

胃脘隐隐作痛，喜温喜按，饮食减少，神疲乏力，大便溏薄。舌质淡，苔白微腻，脉细弱。治以补脾益气，温胃和中。

推荐膏方：党参、白术、山药、茯苓、炙甘草、菟丝子、木香、砂仁、半夏、大枣、桂枝、吴茱萸、肉豆蔻、陈皮、白参、阿胶、饴糖。

慢性支气管炎（缓解期）

易反复咳嗽，稍受寒则加重，咳痰白黏不畅。伴神疲乏力，汗出气短，腰酸膝软。舌质淡，苔白，脉细弱。治以补肺益肾健脾，化痰止咳。

推荐膏方：党参、白术、黄芪、茯苓、炙甘草、山药、菟丝子、熟地黄、五味子、半夏、陈皮、橘红、杏仁、苏子、平地木、白参、阿胶、鹿角胶、蜂蜜。

支气管哮喘（缓解期）

胸闷气急喘促时作，喉中痰鸣，咳痰白黏量少难出，口唇淡紫。伴神疲乏力，畏寒汗出肢冷，腰酸膝软。舌质淡或紫暗，苔白，脉沉细微弱。治以温肾纳气，化痰平喘止咳。

推荐膏方：党参、白术、黄芪、茯苓、炙甘草、山药、菟丝子、补骨脂、熟地黄、五味子、半夏、陈皮、炙麻黄、杏仁、苏子、白果、白参、沉香曲、北冬虫夏草、阿胶、鹿角胶、蜂蜜。

老年性夜尿频多

老年性夜尿频多，指夜间排尿达到3~4次以上。经医院常规检查排除炎症及器质性病变后,可予补肾固摄膏方治疗。

推荐膏方:桑螵蛸、熟地黄、桑椹、山茱萸、菟丝子、天门冬、女贞子、山药、牡蛎、五味子、覆盆子、金樱子、益智仁、乌药、补骨脂、白参、阿胶、鹿角胶、冰糖。

贫血及白细胞减少(气血两虚型)

面色苍白或萎黄欠光泽,唇、指甲、眼睑黏膜无血色,倦怠乏力,头晕心悸,少气懒言。舌质淡,苔白,脉细弱。治以益气养血,健脾生血。

推荐膏方:党参、黄芪、茯苓、白术、炙甘草、山药、菟丝子、当归、熟地黄、大枣、木香、何首乌、螺旋藻、紫河车、牛骨髓、白参、阿胶、鹿角胶、蜂蜜。

骨质疏松症(肝肾不足型)

腰背及下肢酸痛,易作自发性骨折,伴头晕耳鸣、失眠咽干、上下四肢麻木。舌质淡,苔白,脉沉细。治以补肝肾,强筋骨,益气养血。

推荐膏方:独活、桑寄生、肉桂、桂枝、天门冬、骨碎补、干地黄、熟地黄、当归、白芍、何首乌、桑椹、大枣、怀牛膝、杜仲、黄芪、墨旱莲、女贞子、五味子、白参、阿胶、鳖甲胶、冰糖。

痛风或高尿酸血症(湿热痹阻,脾肾亏虚型)

高尿酸血症,或见关节红肿热痛,反复发作,日久关节肿大变形,病变关节皮肤色紫暗甚或溃烂,流出白浊、絮状腐物。多伴腰酸膝软、下肢乏力,舌质淡,苔白,脉沉细。治以泄浊利湿,清热解毒,健脾益肾。

推荐膏方:独活、桑寄生、桂枝、赤芍、骨碎补、干地黄、当归、知母、黄柏、忍冬藤、威灵仙、虎杖、苍术、薏苡仁、山慈菇、土茯苓、萆薢、西洋参、白参、鹿角胶、冰糖。

风寒湿性关节痛

关节酸痛,遇寒冷及阴雨天加重。伴恶风畏寒,肢冷,有时关节漫肿、僵硬不利，甚则轻度变形。舌质淡，苔白，脉沉细。治以祛风散寒除湿，补肝肾，益气养血。

推荐膏方：黄芪、防风、白术、桑寄生、桂枝、川芎、骨碎补、干地黄、当归、附子（乌头）、干姜、生姜、甘草、薏苡仁、菟丝子、红花、白参、鹿角胶、红糖。

血脂异常（脾虚湿盛型）

血脂增高而见面白虚浮、形体丰腴，四肢倦怠，头重乏力，或见大便溏薄，腹胀满。舌质淡胖，边有齿印，苔白腻，脉濡细或细滑。治以泄浊降脂，健脾化湿。

推荐膏方：党参、白术、山药、茯苓、炙甘草、菟丝子、木香、半夏、苍术、黄柏、泽泻、薏苡仁、绞股蓝、陈皮、鳖甲胶、冰糖。

血脂异常（肝胆湿热型）

血脂增高而见面红目赤，头疼易怒，口干口苦，胸胁胀满，小便黄，大便干结或便溏不爽。舌质红苔黄腻或黄燥，脉弦细数。治以清肝泻火，降脂泄浊，佐以健脾益肾。

推荐膏方：龙胆草、山栀子、干地黄、枸杞子、菊花、桑椹、山茱萸、麦门冬、山药、陈皮、茯苓、苍术、黄柏、泽泻、薏苡仁、绞股蓝、牡蛎、西洋参、龟板胶、鳖甲胶、冰糖。

甲状腺功能减退症（脾肾阳虚型）

简称“甲减”，系由多种原因引起的甲状腺素合成或分泌不足所致的一种全身性内分泌疾病，以机体代谢率的降低为特征，主要表现为神疲乏力、精神不振、畏寒怕冷、颜面水肿、嗜睡懒言、腹胀、性欲低下。舌质淡苔白，脉沉细或细迟。治以温肾健脾。

推荐膏方：党参、白术、山药、茯苓、炙甘草、菟丝子、木香、熟地黄、黄芪、附子、益智仁、乌药、骨补脂、淫羊藿、紫河车、白参、阿胶、鹿角胶、红糖。

眩晕（气血两虚型）

头晕目眩，突然坐起或起床时加重，伴心悸失眠耳鸣，面色无华，神疲乏力、气短自汗。舌质淡，苔白，脉细弱。治以益气养血为主。

推荐膏方：党参、黄芪、茯苓、白术、炙甘草、山药、桑椹、枸杞子、菟丝子、当归、熟地黄、大枣、木香、何首乌、紫河车、牛骨髓、白参、阿胶、鹿角胶、冰糖。

眩晕（肝肾不足型）

眩晕脑空，脑鸣耳鸣、神疲乏力、腰酸膝软、五心烦热、失眠、咽干。舌质瘦红，苔薄白，脉细。治以滋养肝肾。

推荐膏方：天门冬、骨碎补、干地黄、熟地黄、当归、何首乌、桑椹、大枣、怀牛膝、杜仲、黄芪、墨旱莲、石菖蒲、五味子、牛脊髓、北冬虫夏草、山茱萸、白参、龟板胶、鳖甲胶、冰糖、蜂蜜。

眩晕（痰蒙清窍，肝阳上亢型）

眩晕阵作，头重如裹，视物旋转，动则尤甚，恶心欲吐，胸闷脘痞，纳食减少。舌质淡，苔白腻，脉弦细滑。治以平肝潜阳，化痰和中。

推荐膏方：姜半夏、白术、天麻、桑寄生、石决明、钩藤、天门冬、枳实、川芎、干地黄、当归、白芍、白蒺藜、何首乌、桑椹、郁金、石菖蒲、泽泻、竹茹、山茱萸、西洋参、龟板胶、鳖甲胶、冰糖。

耳鸣

中医认为耳鸣大多由于肝肾不足、气血亏虚所致。治疗以滋补肝肾、益气养血。

推荐膏方：熟地黄、何首乌、黄精、山药、麦冬、天冬、菟丝子、杜仲、石菖蒲、煅磁石、黑芝麻、胡桃仁、紫河车、牛骨髓、海参、白参、龟板胶、冰糖。

健忘（肝肾不足、髓海空虚型）

健忘，自觉记忆力下降明显，头晕耳鸣，反应迟钝，神疲乏力甚则痴呆，步履蹒跚，小便失禁。舌质淡，苔白，脉沉细。治以补益肝肾，健脑益髓开窍。

推荐膏方：益智仁、天麻、桑寄生、远志、天门冬、枳实、川芎、熟地黄、当归、白蒺藜、何首乌、桑椹、郁金、石菖蒲、山茱萸、龙眼肉、西洋参、龟板胶、鳖甲胶、冰糖。

视力下降

老年人易视力下降、视物模糊不清，伴眼睛酸胀、干涩疲劳，多由肝阴血不足所致。

推荐膏方：枸杞子、菊花、熟地黄、桑椹、何首乌、墨旱莲、决明子、黑芝麻、石斛、谷精草、密蒙花、沙苑子、女贞子、西洋参、阿胶、冰糖。

性欲减退

除极少数是由于器质性疾病、炎症等引起的之外，老年人性欲减退、淡漠大多由于生理原因所致，中医认为与肾虚（阴虚或阳虚）肝郁有关。

推荐膏方：熟地黄、山茱萸、山药、五味子、合欢皮、茯苓、韭菜子、淫羊藿、菟丝子、巴戟天、肉苁蓉、锁阳、刺五加、炙甘草、胡桃仁、蚕蛾、紫河车、北冬虫夏草、白参、海参、鹿角胶、冰糖。

阳痿（肾阳虚型）

阳事不举或举而不坚，精薄清冷，腰酸膝软，畏寒肢冷，头晕耳鸣，神疲乏力，面色苍白。舌质淡，苔白，脉沉细。治以温肾壮阳。

推荐膏方：肉苁蓉、桑寄生、远志、天门冬、麦门冬、五味子、韭菜子、锁阳、淫羊藿、仙茅、熟地黄、当归、何首乌、桑椹、山茱萸、龙眼肉、蚕蛾、北冬虫夏草、海马、白参、鹿角胶、冰糖。

阳痿（湿热下注型）

阳事不举或举而不坚，易早泄遗精，心烦易怒，失眠多梦，口干口苦，胸胁胀满，尿黄赤不利，大便干结。舌质红，苔黄腻，脉细滑数。治以清热利湿，疏肝解郁。

推荐膏方：柴胡、郁金、山栀子、干地黄、枸杞子、菊花、山茱萸、麦门冬、山药、陈皮、茯苓、苍术、黄柏、泽泻、薏苡仁、牡蛎、当归、生甘草、西洋参、龟板胶、鳖甲胶、冰糖。

皮肤湿疹

老年人顽固性皮肤瘙痒、湿疹，久治不愈者，多由身体免疫功能低下所致。膏方治疗时常于清化湿热方中，根据兼证的不同，或佐以益肾，或佐以调和心脾，或佐以解郁疏肝。以清化湿热基础方为主。

推荐膏方：土茯苓、苍术、黄柏、泽泻、薏苡仁、牡蛎、当归、生甘草、蒲公英、紫花地丁、蚤休、茵陈、黄芩、干地黄、荆芥、胡麻仁、苦参、苍耳子、阿胶、鳖甲胶、冰糖。

脱发

中医认为“发为血之余”，即头发的营养来源于血：年轻时血气充盈，头发茂密，色黑而有光泽；老年人精血不足，血虚风燥，易致脱发。治以养血润燥。

推荐膏方：天门冬、枳实、川芎、干地黄、熟地黄、当归、白芍、白蒺藜、何首乌、桑椹、墨旱莲、胡麻仁、黑芝麻、山茱萸、槐花、桑叶、枸杞子、侧柏叶、苦参、龙眼肉、西洋参、阿胶、鳖甲胶、冰糖。

近代中医名家老年病膏方举隅

（一）潘澄濂治支气管扩张咯血

患者因支气管肺炎、肺结核、肺气肿等肺部疾病诱发支气管扩张咯血症。肺为娇脏，久咳不止，肺气不敛，伤及血络，气血内伤，阴精内耗，张景岳说，咳嗽咯血证，无不关乎肾，水亏则火盛，火盛则刑金，金病则肺燥，肺燥则络伤而咯血，液涸成而痰，故标在肺，本在肾。拟方益气养阴，敛肺止血。

处方：潞党参90 g，百合120 g，生地黄120 g，诃子90 g，黛蛤散120 g，花蕊石120 g，旋覆花90 g，竹沥半夏60 g，炙兜铃60 g，麦冬90 g，五味子60 g，巴戟肉90 g，陈皮45 g，炙甘草45 g。

上药浓煎两次，取汁去渣，用阿胶150 g，三七粉24 g，川贝粉45 g，冰糖250 g，取膏，盛于瓷罐内，放阴凉处，每于早、晚饭后，各取2羹匙，用开水化服。

（二）秦伯未治肺癌

患者经某医院确诊为肺癌。形体消瘦，精神委靡，懒言，面色青黑，眼睑、颊部、颈项部皆肿胀，肿处皮肤不变色，胸部常有压迫感，动则气喘、咳嗽，痰量不多，鼻涕及痰液中常有血丝，口干舌燥，纳食无味，心慌、心悸，夜寐多梦，大便无论干稀均感排出困难。脉沉细弱，舌光降无苔。经化疗后，白细胞下降。治当扶正祛邪。

处方：西洋参、别真参（各）30 g（均另炖汁，冲入收膏），冬虫夏草（另煎冲入）60 g，紫河车60 g，酒炙黄芪90 g，川百合90 g，茯苓90 g，淮山药90 g，生薏苡仁90 g，南北沙参（各）60 g，天麦冬（各）60 g，五味子60 g，川浙贝（各）60 g，熟地90 g（用缩砂仁24 g拌），仙鹤草60 g，橘白络（各）30 g，旱莲草60 g，炙僵蚕30 g，生牡蛎60 g，京玄参60 g

上药浸透，浓煎两次，滤汁去渣，再加驴皮胶60 g，鹿角胶60 g，鳖甲胶60 g，冰糖240 g，文火收膏。每日早餐空腹时用开水冲服一食匙，经服用一个冬季后，诸症明显好转，精神振作，稍动而不喘，咳嗽大减，痰中已去血丝，纳增眠安，白细胞也有回升。

（三）程门雪治内风头痛

患者脉右小左弦大，尺弱寸关弦，头晕，俯后更甚，用脑过度遂见后脑痛，右手振酸，右臂酸弱无力，眼花，寐久酣，梦多，肝肾亏，内风扰，络道不和，心神不安，拟滋养肝肾而安心神，调和气息，宣通络道，膏滋服用，缓图功效。

处方：生熟地（各）120 g，缩砂仁末12 g同打，萸肉120 g，淮山药120 g，甘杞子120 g，细石斛120 g，潼白蒺藜（各）90 g，制首乌120 g，菟丝子90 g，抱茯神90 g，炙远志30 g，炒枣仁90 g，夜交藤30 g，五味子15 g，炒麦冬60 g，炒杭菊60 g，白芍60 g，穞豆衣120 g，大红枣120 g，炙黄芪90 g，全当归60 g，巴戟肉90 g，豨莶草120 g，晚蚕沙（包煎）120 g，丝瓜络90 g。

主药依法炮制，煎三次，取浓汁，另加入桑枝膏180 g，龟板胶120 g，冰糖240 g，溶化收膏。每日早晚各服一匙，如遇伤风伤湿，胃口不好，暂停。

（四）陈道隆治中风先兆

患者男，丹溪云：手指麻木，十年后须防中风。绎其意义，肝藏血、又主筋。其性刚属木，而内寄风阳。动则挟少阳以施威。风起无形，痰袭空络，互相助势，交为煎薄，则必潜于孙络，逆于边端，引风淫末疾，经有明旨。斯症之关乎肝风，已显然若揭。及其治发，许学士之真珠母丸、缪仲淳之一贯煎，溯上孙真人之茯苓丸与朱丹溪之健步虎潜丸，皆为类中立方。指既麻矣，类中之预兆已须防矣，未雨而绸缪。当集先哲垂示，互为参合，先以图治。其滋蔓，其庶有。

处方：珍珠母240 g，胆南星45 g，桑枝120 g，黄柏60 g，人参30 g（另煎），磁石180 g，川楝子90 g，枸杞子90 g，黑芝麻120 g，酸枣仁90 g，天门冬90 g，何首乌90 g，天麻45 g，橘红60 g，橘络30 g，菊花90 g，女贞子90 g，胡麻仁90 g，白术45 g，熟地黄120 g，旱莲草90 g，生白芍90 g，茯苓120 g，泽泻90 g，地龙30 g，牡丹皮45 g，知母60 g，怀牛膝120 g，龙齿150 g，半夏90 g，桑寄生90 g，远志45 g，当归90 g，天仙藤120 g，夏枯草90 g，神曲90 g，金橘饼240 g，红枣240 g，冰糖500 g。

（五）傅宗翰治慢性支气管炎、肺气肿、肺心病

患者男，64岁，退休教师。年逾花甲，久病哮喘，肺肾两虚。肺虚卫表不固，肾衰封藏不密，故值冬藏之令，常易感冒咳喘，夜尿频数。近日

骤冷，咽痒咳嗽，痰吐白黏，喘息气不续接，心悸怔忡，夜不能，卧喜高枕，苔薄白，脉沉细。先予益肺散寒，止咳平喘，继拟膏方补肾纳气宁心。

处方：① 防风3 g，豆卷9 g，苏叶2 g，党参9 g，3副，水煎服。② 党参60 g，黄芪120 g，冬虫夏草30 g，麦冬60 g，五味子30 g，鹅管石90 g，补骨脂60 g，坎炁10条，枸杞子90 g，肉苁蓉90 g，茯苓90 g，杏仁60 g，半夏60 g，陈皮45 g，白糖1 000 g，收膏。

（六）颜德馨治冠心病、动脉硬化

患者男，迭年得膏滋病体兼顾，寓治于补，渐入佳境，阴虚之象已折，正气日复。偶尔神疲乏力，腰膂酸楚，脱发，入晚思绪纷繁，睡眠欠宁，脉细缓，舌红苔薄。转当健脾补肾，肾精全赖后天之生化，而脾胃之健又赖命门温养，盈亏互伏，消长相关，为尽揆度，推求根源，再为调益，益寿延年。

处方：生晒参70 g，西洋参65 g，太子参100 g，干地黄200 g，熟地黄200 g，麦门冬90 g，天门冬90 g，酸枣仁90 g，黄芪300 g，防风90 g，当归90 g，白芍90 g，白术100 g，枸杞子90 g，山药90 g，杜仲90 g，续断90 g，狗脊90 g，山萸肉90 g，何首乌150 g，红枣120 g，怀牛膝90 g，丹参150 g，玉竹150 g，龟甲500 g，茯苓90 g，陈皮60 g，龙眼肉90 g，甘草15 g，仙茅90 g，肉苁蓉90 g，黄精90 g，淫羊藿150 g，鸡内金90 g，龟鹿二仙膏60 g，阿胶90 g，冰糖600 g。

（七）颜德馨治中风后遗症

患者男，中风后左侧肢体不用，步履维艰，言语謇涩，舌紫苔薄，脉弦滑。肝风夹痰瘀胶滞脉络，阻于廉泉，王清任称半身不遂，元气已亏五成，殆指人生一小天地，日月周而复始，晨宿循环无端，可验者在气，可推者在血，若能还其初宗，天下之至颐存焉。冬令进补贵在气通血活耳。

处方：黄芪900 g，地龙90 g，桃仁90 g，赤芍90 g，当归90 g，红花90 g，党参150 g，生蒲黄150 g（包煎），海藻90 g，豨莶草150 g，紫菀90 g，川芎90 g，石菖蒲90 g，郁金90 g，水蛭30 g，通天草90 g，丹参150 g，

半夏90 g，橘红45 g，橘络45 g，茯苓90 g，千年健120 g，功劳叶90 g，杜仲90 g，续断90 g，制大黄90 g，白蒺藜150 g，僵蚕90 g，天麻90 g，白芷90 g，鸡血藤150 g，威灵仙150 g，蚕沙90 g，益母草300 g，地鳖虫60 g，煅牡蛎300 g，海风藤90 g，伸筋草90 g，鳖甲胶150 g，桑枝膏150 g，蜂蜜500 g。

（八）胡建华治震颤麻痹

患者男，77岁，退休教师，于10年前出现手足颤抖，以后症状逐步加重。长期服用美多巴治疗。现头脑晃动，手足颤抖，无法正常书写，步履艰难不稳，僵直向前俯冲，易倾跌，反应迟钝，面容呆板，便秘，腰酸，神疲乏力。舌质紫暗，苔薄白，脉弦细。肝肾亏虚，筋骨失养，风阳扰动，脉络失和。治以益肾养肝，息风和络。

处方：生熟地（各）100 g，山萸肉100 g，天门冬120 g，菟丝子100 g，制首乌120 g，肥玉竹120 g，桑寄生120 g，制黄芪150 g，生天南星120 g，白芍120 g，天麻120 g，独活120 g，当归120 g，丹参100 g，钩藤90 g，僵蚕90 g。

上药浸透，浓煎三次，滤汁去渣，再加龟板胶120 g，鳖甲胶120 g，冰糖250 g，全蝎粉30 g，文火收膏。每日早晚餐后一小时各服一食匙。

互动学习

情景对话：

老王和老李是好朋友。老李平常十分注意养生，常常给老王灌输这方面的知识。这不，他们又聚在一起聊了起来。

老王，这几日怎么不见你人影啊？

唉　　老王一上来就唉声叹气，最近失眠啊，感觉烦躁你平时睡眠质量不是挺好的吗？　老李不解。

是啊　　最近在播放《亮剑》，所以睡得晚了些。谁知就睡不着了

还有其他不适症状吗？　老李追问。

有啊。最近不知怎么的，就爱和我儿子杠上，和老伴说话的时候也容易发火。感觉每天嘴巴都很干，喝水也不解渴

我这儿有个推荐的膏方，你拿去试试吧，说不定会有用。老李笑眯眯地说。

几天以后，老王兴奋地跑来跟老李道谢。

亲爱的读者，您知道老李给老王的是什么膏方吗？

参考答案：

失眠引起的原因为心肝火旺，中医有“五志化火”之说，指过分熬夜、脑力劳动过度，引动“心火”，心情过于压抑或情绪激动等致肝郁化火，心肝火旺，则心烦悸不安，失眠，口干口苦，急躁易怒，或伴胸胁、少腹胀满。宜清肝泻火，理气和血安神。

推荐膏方：牡丹皮、山栀子、黄连、麦冬、莲子心、当归、川芎、知母、墨旱莲、柴胡、郁金、香附、珍珠母、朱灯心草、枸杞子、菊花、干地黄、夜交藤、灵芝孢子粉、西洋参、阿胶、鳖甲胶、冰糖。

拓展学习

➢ 书目推荐

胡建华.2010.中医膏方经验选.北京：人民卫生出版社.

沈庆法等.2009.治未病膏方进补.北京：人民卫生出版社.
尤虎.2012.九种体质养生膏方.北京：中国中医药出版社.
胡国华，朱凌云等.2008.冬令调补择膏方.北京：中国中医药出版社.
宣丽华等.2012.徐志瑛膏方经验.北京：中国中医药出版社.

➢ 网站推荐

中医世家网：http://www.zysj.com.cn/zaji/7/70572.html
华夏中医论坛：http://www.hx317.com/portal.php?mod=list&catid=97
99健康网：http://zyk.99.com.cn/zyys/lrys/2012/0422/214706.html
凤凰网-中医频道：http://zhongyi.ifeng.com/news/slys/20103/9810.shtml
百拇医药：http://www.100md.com/index/0L/z1/20/Index.html

➢ 延伸阅读

膏方的现代化生产

近年来，随着社会的发展，人们生活水平的提高，人们更多地关注自己身体的健康，并将强身健体、预防疾病、延年益寿作为期望的目标。因此，现在服用膏方进行滋补调理的人群越来越多，而且呈递增式发展。如今，在药厂、药店用锅熬制膏方的传统工艺已难以适应市场的需要，于是一些大型药业企业开始研究和实施膏方的现代化生产。膏方的现代化生产不等于大规模生产，目前膏方的现代化生产在一人一方的前提下，已达到了以下要求：

1. 在按药品GMP标准建造的膏方生产车间进行全封闭的煎膏和收膏。全封闭的动态煎膏，不仅有效地避免细菌污染，而且确保有效成分的提取，提取率可达传统煎膏的4~20倍。收膏过程彩减压浓缩温度控制在80℃左右，保证有效成分不被破坏。

2. 全封闭的加工设备全部采用不锈钢材，保证膏方中没有重金属渗入。

3. 从饮片到成品膏方均通过国家实验室认可的技术检测中心的全过程检测和鉴定，包括饮片、贵细药材的检测，药物有效成分测定，膏方的常规理化检验和微生物限度检查等。

4. 膏方成品小包装，使膏方成品隔绝空气，不易霉变；剂量精准，杜绝浪费；服用方便，便于携带。

5. 彩条码全程监控从医生处方开始，一人一方一码，全程扫码配对，每独立小包均具有条码、姓名、生产日期。

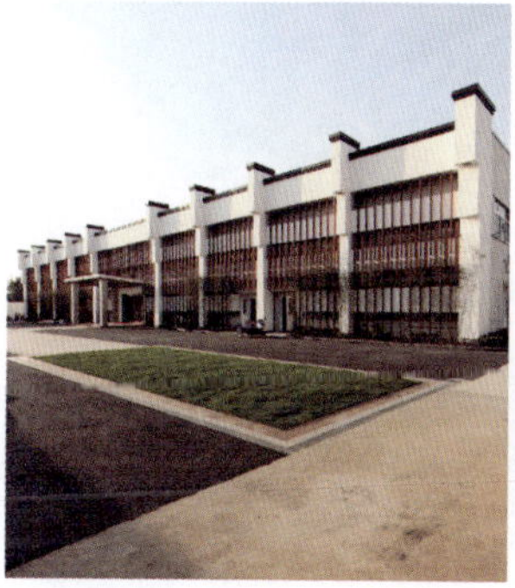

中医大药业膏方生产车间

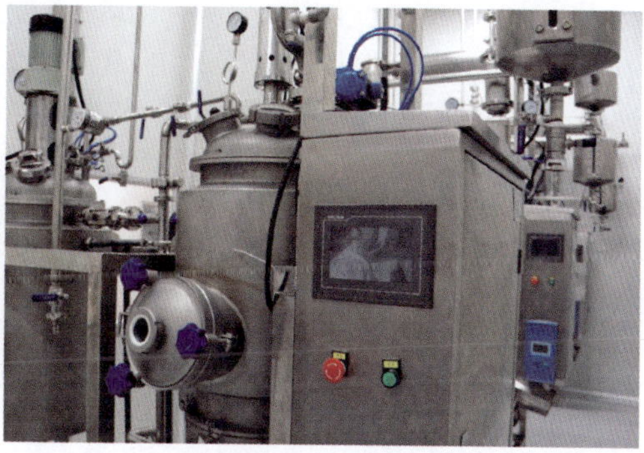

膏方生产的自动化设备

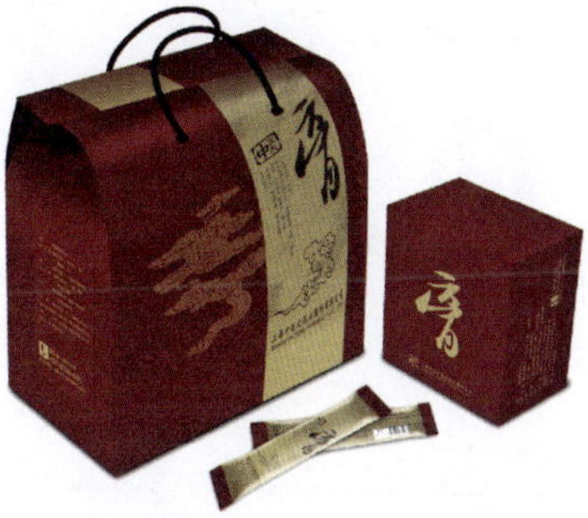

膏方成品：一人一方的包装

图书在版编目(CIP)数据

补虚扶弱有“膏”招:中医膏方与老年健康/上海市学习型社会建设与终身教育促进委员会办公室.—2版.—北京:科学出版社,2015.7
上海市老年教育普及教材
ISBN 978-7-03-044648-0

Ⅰ.①补… Ⅱ.①上… Ⅲ.①老年人—补虚—膏剂—方书—中国 Ⅳ.①R289.6

中国版本图书馆CIP数据核字(2015)第128158号

补虚扶弱有“膏”招——中医膏方与老年健康
上海市学习型社会建设与终身教育促进委员会办公室
责任编辑/潘志坚　陆纯燕

科学出版社 出版
北京东黄城根北街16号　邮编:100717
www. sciencep. com
上海锦佳印刷有限公司

开本 787×1092　1/16　印张 4 3/4　字数 58 000
2015年7月第二版第二次印刷

ISBN 978-7-03-044648-0
定价:26.00元